Andrea Nossem

GREEN DETOX
Die sanfte Entgiftung

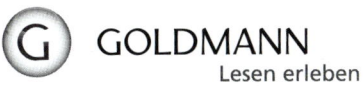

GOLDMANN
Lesen erleben

Andrea Nossem

GREEN DETOX

Die sanfte Entgiftung

GOLDMANN

Die in diesem Buch vorgestellten Informationen und Empfehlungen sind nach bestem Wissen und Gewissen geprüft. Dennoch übernehmen die Autorin und der Verlag keinerlei Haftung für Schäden irgendwelcher Art, die sich direkt oder indirekt aus dem Gebrauch der hier beschriebenen Anwendungen ergeben. Bitte nehmen Sie im Zweifelsfall bzw. bei ernsthaften Beschwerden immer professionelle Diagnose und Therapie durch ärztliche oder naturheilkundliche Hilfe in Anspruch. Obwohl das Grün der meisten Bäume essbar ist, gibt es ein paar wenige, die man meiden sollte. Auch unter den Kräutern sind einige giftig. Zum Sammeln des frischen Grüns gehört also eine gewisse Sachkenntnis, die Sie sich beispielsweise bei Kräuterführungen aneignen können. Es können Wechselwirkungen mit Medikamenten auftreten, und die im Körper losgelösten Giftstoffe können Symptome hervorrufen. Auch sollten Schwangere besonders vorsichtig sein. Das Buch verfolgt keinen medizinischen Ansatz. Es basiert auf langen Jahren der Selbsterfahrung und -erforschung sowie auf Erfahrungen und Berichten von Kollegen und Klienten. Es fokussiert sich auf die Selbstverantwortung, will anregen und dazu motivieren, »neue Wege« zu gehen!

Die »Inner-Wise«-Affirmationen
mit freundlicher Genehmigung von Uwe Albrecht.

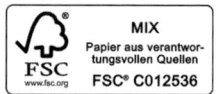

Verlagsgruppe Random House FSC® N001967
Das für dieses Buch verwendete FSC®-zertifizierte Papier *Profi Matt*
liefert Sappi, Ehingen.

1. Auflage
Originalausgabe März 2015
© 2015 Wilhelm Goldmann Verlag, München
in der Verlagsgruppe Random House GmbH
© 2015 Andrea Nossem
Umschlaggestaltung: UNO Werbeagentur, München
Umschlagmotiv: Alexander Feig, getty images
Lektorat: Ralf Lay, Mönchengladbach
SSt · Herstellung: cb
Satz: Uhl + Massopust, Aalen
Druck und Bindung: Theiss, St. Stefan
Printed in Austria
ISBN: 978-3-442-22103-5

www.goldmann-verlag.de

INHALT

Erst durch die eigene Erfahrung erhebt sich ein Thema aus der blanken Theorie und entwickelt seine eigene Dynamik – in Ihnen!

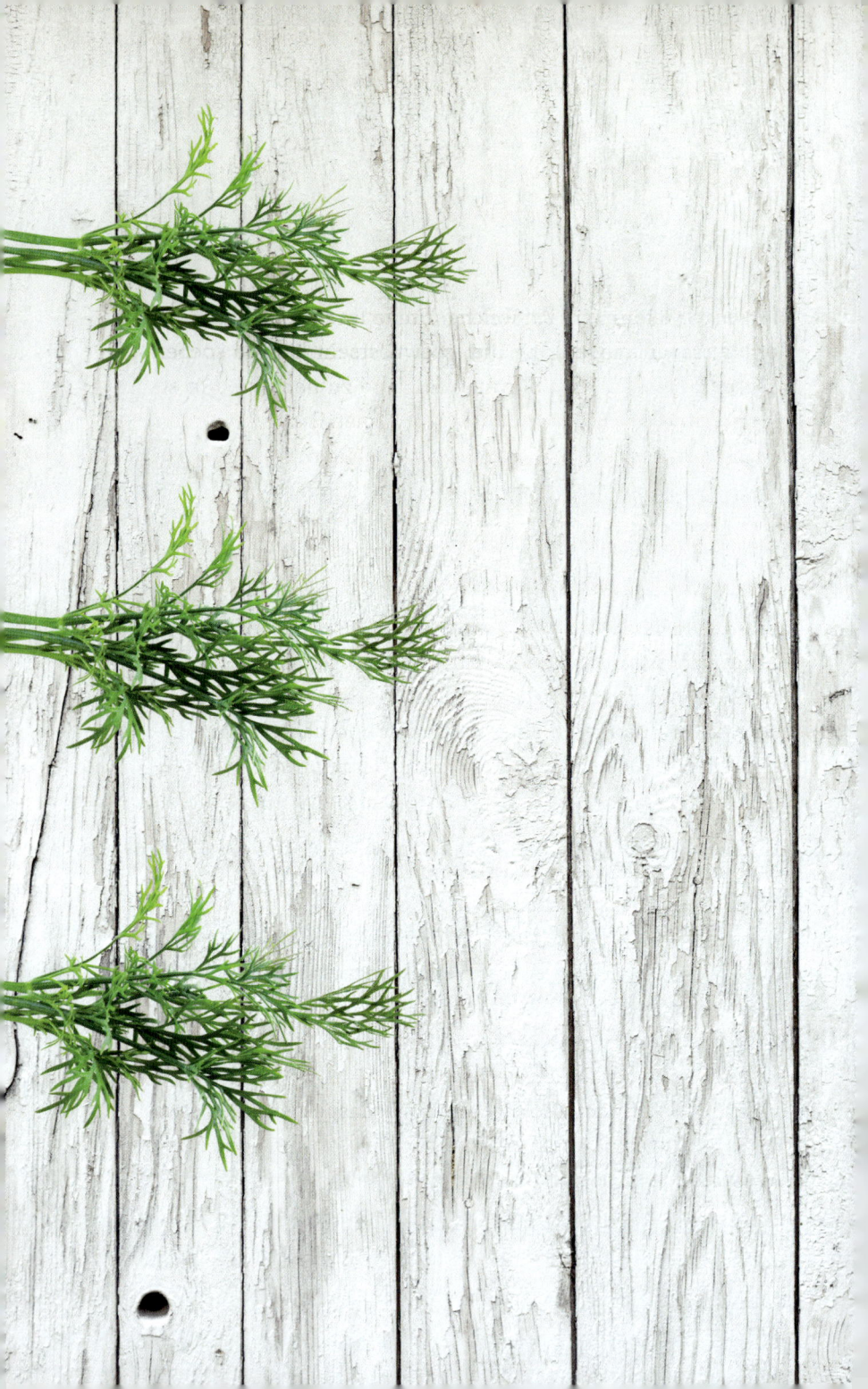

EINLEITUNG

Herzlich willkommen! An welcher Stelle Ihres Leben Sie auch gerade stehen mögen, Ihr Unterbewusstsein hat Sie soeben dazu veranlasst, dieses Buch in die Hand zu nehmen, um etwas für Ihr Wohlergehen zu tun. Denn Green Detox beschreibt die Idee, dem Leben mit Hilfe der grünen Nahrung, der wilden Kräuter sowie der Grünen Smoothies und durch weitere lebendige Ansätze eine Wendung in Richtung nachhaltiger Gesundheit, in Richtung ganzheitlichen Klärens zu geben.

Wie definiert sich Gesundheit? Manche sagen, Gesundheit sei die Abwesenheit von Krankheit. Nun, sicher eine Möglichkeit, den Umstand zu beschreiben. Für mich gehört zur Gesundheit und ihrer Erhaltung jedoch noch wesentlich mehr, nämlich das Etablieren eines gesunden und nachhaltigen Lebensstils, das bewusste und dauerhafte Integrieren einer authentischen Kultur im eigenen Leben und Alltag, ein Leben in Balance und Ausgleich, verbunden mit einem kraftvoll lebendigen Körpergefühl, mit dem die eigene Berufung, der Sinn unseres Seins, freudig und fließend in unser Dasein integrierbar ist. Wenn wir danach streben, dass alles da ist, was wir für unser Glück und unsere Zufriedenheit sowie das Wohlergehen anderer benötigen, wenn wir unsere Bestimmung gefunden haben und ihr gemäß leben, dann kann sich Gesundheit einstellen und auf Dauer bleiben.

Gesundheit findet also nicht nur in Teilaspekten statt, etwa nur durch gesunde Ernährung, nur durch Wohnen an einem besonders »gesunden« Platz und so weiter. Es ist vielmehr die sinnvolle und ausgewogene Kombination von allem!

Die eingefahrenen, häufig kontraproduktiven Lebensgewohnheiten und Denkmuster zu verändern, alte Depots und Ablagerungen auf der körperlichen wie auch seelischen und emotionalen Ebene zu öffnen und zu klären gehört genauso dazu, wie auf die Lebendigkeit unserer Nahrung, die Qualität des Wassers, der Luft, der Beziehungen und der Gedanken zu achten. Das Ziel ist es, ein ausgeprägteres Körperbewusstsein zu entwickeln und auch die Gifte der Gedanken loszulassen.

Den Körper sehe ich als Spiegel oder Sprachrohr unserer energetischen Ebenen, die sich in der Materie zum Ausdruck bringen. Herrscht Chaos und fehlt Struktur in unserem Energiehaushalt, zeigt sich das häufig in den Symptomen des belasteten Körpers.

Ursprünglich bedeutet der Begriff »Detox(ikation)« so viel wie »Entgiftung«. Ich möchte ihn erweitern und als Überbegriff für alle klärenden Prozesse verstanden wissen, die durch die Einbeziehung von lebendig grüner Nahrung und Natur – gekauft, gesammelt, eingeatmet – wieder in Gang kommen können, durch das Aufräumen der Gedanken, das Klären all des angesammelten und blockierenden Materials in Ihrem Keller (Vergangenheit), Ihrer Wohnung (Gegenwart) bis hin zu Ihrem Speicher (Zukunft).

Es geht also in diesem Buch um Entgiftung, Entsäuerung, Entschlackung, Reinigung, Entwässerung, Klärung, Ausschwemmen, Abtransport, Beleben und Ähnliches mehr. Green Detox beschreibt praktische und alltagstaugliche Ansätze, gibt frische, lebendige Impulse und liefert Rezepte für unsere Zellen, aber eben auch für alle anderen Ebenen – die Emotionen, den Geist, den Verstand ... kurz: für alles, was in Ihrem Leben nach Klärung und somit nach Balance ruft!

Erkennen Sie die Bedeutung der grünen Natur und ihrer

Einbeziehung in Ihre Nahrung. Erkennen Sie Ihren ganz persönlichen Anteil an Ihrem Wohlgefühl, an Ihrem Genährtsein, erkennen Sie das große Bild der Zusammenhänge und der natürlich vorgegebenen Rhythmen unserer Welt. Erkennen Sie Ihre Eigenverantwortung und die darin wohnende Kraft.

Überall da, wo Sie persönliche Angelegenheiten zu klären haben, können Sie mit der Unterstützung von Green Detox ansetzen und all Ihre Lebensumstände »entschlacken und entgiften«.

Das geschieht auf vielfältige Weise: Lassen Sie die lichtvolle Energie der grünen Kräuter in Ihrem Körper und Ihren Organen täglich wirken. Entdecken Sie dadurch die Lust an einer Kräuterführung und den Pflanzen in Ihrem Garten sowie die anstehende Klärung Ihrer Lebensbereiche. Oder andersherum: Fangen Sie an, Ihre Umwelt zu klären, und spüren Sie die ganzheitlich unterstützende Wirkung des grünen Zaubertranks, des Grünen Smoothies. Es bedingt sich alles gegenseitig.

Das Buch will Sie auch dazu anregen, Ihre Lebensphilosophie zu überdenken, es möchte Ihnen die Idee einer individuell gelebten Weltanschauung schmackhaft machen, einer grünen, lebendigen Philosophie ... Philosophien haben ja häufig auch etwas Statisches, das Leben aber, Ihres und meines, ist lebendig, einer stetigen Veränderung unterworfen, dynamisch und beweglich.

Nehmen Sie also meine Impulse, und bereichern Sie diese mit Ihrer ganz eigenen und einzigartigen Dynamik. Es gibt solch eine Fülle an Konzepten, Lehren, Philosophien und Glaubensrichtungen, dabei geht es letztendlich nur um eins: die ureigene Authentizität zu erkennen und zuzulassen!

Wenn wir unseren Anteil an unserer ganz persönlichen Gesundheit erkennen, haben wir auch die Möglichkeit, sie aktiv in die Hand zu nehmen und sie uns zu eigen zu machen – statt andere oder »die Umstände« für das eigene Wohl oder Wehe verantwortlich zu machen. Wir verbinden philosophische Ansätze der Selbstbestimmung und der Eigenverantwortung mit dem immensen Potenzial, auf neue Art das Leben und die Gesundheit (für mich gleichzusetzen mit Klarheit) selbst in die Hand zu nehmen. Schauen Sie, wie Sie mit diesen Ansätzen Ihr Leben bereichern können.

Die Selbstbestimmung wird zum Schlüssel der eigenen Gesundheit!

Die Natur lädt Sie von Herzen ein, sich ihr zu öffnen, denn sie spiegelt Ihnen die ehrliche, aufrichtige, authentische und echte Welt. Und dieser Prozess beginnt dann, wenn Sie das Buch zur Seite legen, ins Freie gehen, die ersten geeigneten Kräuter finden, sammeln, erspüren und essen. In der Stille mit dem Spiegel der grünen Welt – dann geht's richtig los.

Bauen Sie die grünen Kräuter und Pflanzen und so eine gesunde Portion Detox-Impulse in Ihren alltäglichen Ablauf ein. Machen Sie es zu Ihrer Philosophie, dem Leben in Balance und Ausgleich zu begegnen. Vor allem wird Sie die lebendige grüne basische Welt, der Grüne Smoothie, auf Ihrem Weg zu mehr Klarheit und Gesundheit, Kraft und Wohlbefinden unterstützen. Über die frischen grünen Kräuter nähren wir zuallererst unser Herz! Über den Grünen Smoothie vorrangig auch unsere Zellen.

Lassen Sie sich inspirieren, leben Sie gemäß den natürlichen Lebens- und Naturrhythmen, und nutzen Sie die vielen uns zur Verfügung stehenden Pflanzen und Kräuter. Viele Energien sind bereit, uns zu unterstützen, ob das der Neumond mit seiner loslassenden Kraft ist, die Fastenzeit, das Frühjahr mit dem »Frühjahrsputz« und anderes mehr. Lernen Sie, Ihre individuell besten Momente zu erkennen, und legen Sie los mit den Detox-Rezepten für den Grünen Smoothie sowie manch anderen grünen Leckereien.

Denn wer einmal eine Weile die Grünen Smoothies getrunken hat, kommt schnell auf den Genuss weiterer rohköstlicher lebendiger Nahrungsanteile. Das Buch gibt Ihnen verschiedene Impulse und Rezepte, um konkret tiefer einzusteigen.

Es ist immer heute der Tag, an dem es sich lohnt anzufangen!

Von Natur aus bin ich wohl ein Idealist, und man sagt mir nach, dass ich Menschen motiviere, wirklich sich und ihren Kern zu leben. Seien Sie dabei, ich lade Sie von Herzen ein, Ihren ganz persönlichen Rhythmus zu finden, mit Leber-Tagen, Nieren-Stunden, Darm-Wochen, Detox-Drinks und Kräuter-Spaziergängen, einem Viel an Grün, einem Viel an Leben spendendem Chlorophyll und segensreichen Bitterstoffen...

Herzlich,
Ihre Andrea Nossem

1. GREEN DETOX

Was erwartet Sie bei Green Detox?

Green Detox beschreibt das Heranführen an die Natur, die maßgeblich an den lebensnotwendigen Prozessen der Entschlackung, Entsäuerung und Entgiftung beteiligt ist. Dabei geht es um das Er-kennen und Er-innern der grünen lebendigen Kost, ob gegessen oder als Grüner Smoothie auf Zellebene zubereitet. Viele leckere Rezepte und Inspirationen werden Sie immer wieder in den Genuss des Green-Detox-Prozesses entführen und erkennen lassen, welche Bedeutung Ihre tägliche Balance für Sie und Ihren Körper hat. Allein durch das Beginnen mit den grünen Kräutern werden all Ihre Organe aufatmen, froh und dankbar die Vital- und Bitterstoffe aufnehmen und ihre Tätigkeit nach und nach entspannen, aktivieren und balancieren. Chemische und künstliche Ablagerungen können so aus den Körperzellen abtransportiert werden, neues Leben kehrt ein und bringt Sie Schritt für Schritt in eine neue Kraft und zu mehr Freude am Leben!

Das Wort »Green« symbolisiert die Natürlichkeit der Nahrung, es ist ein Synonym für »gesund« und »naturbelassen«. Natürlicherweise stehen dabei die grünen Pflanzen, die Wildkräuter und Salate sowie die über der Erde wachsenden Blätter von Gemüse und Obst im Vordergrund.

Und ich hebe das Wort »Detox« wie gesagt über die körperliche Entgiftung auf die energetische Ebene hinaus. Was nutzt es Ihnen beispielsweise, wenn Sie sich in genervter Stimmung Ihren grünen Cocktail mixen? Was passiert mit Ihrer Energie? Wird sie Teil der Nahrung? Der Geist, die Gedanken, die Emotionen spielen eine immens große Rolle sowohl für das Genährtsein als auch für den Prozess des Entgiftens, Klärens und Reinigens. Das beginnt bereits beim Einkaufen und Kräutersammeln.

Wie Sie in den Weg des Green Detox einsteigen, hängt stark von Ihrer individuellen Situation ab. Wo stehen Sie mit sich, Ihrer Gesundheit, Ihrer Nahrung, Ihrem Bewusstsein? Wie gestaltet sich Ihre aktuelle Lebenssituation? Essen Sie unterwegs, zwischendurch, Burger und Pommes, setzen Sie sich in der Mittagspause mit einem Salat auf die Parkbank, reicht das belegte Brötchen? All dies sind Orientierungspunkte dafür, wie langsam oder bewusst Sie anfangen sollten, sich einer neuen Lebensphilosophie und somit einer neuen Gesundheit zuzuwenden!

Erkennen Sie die Zusammenhänge?

DIE FÜNF SÄULEN DES GREEN DETOX

Erkennen	Minimieren/ Aktivieren	Lösen/ Binden	Stärken	Klären
Erkenne den *Ist*-Zustand! Erweitere dein Be-wusst-Sein!	Vermeide denaturierte, aktiviere lebendige Lebens-mittel!	Löse und binde alte Ab- und Ein-lagerungen!	Stärke dein System mit lebendiger Nahrung und Bitter-kraft!	Grün für die Klärung dei-nes Lebens auf allen Ebenen!
Wo umgibst du dich mit chemischen und künstli-chen Schad-stoffen in deinem Le-ben (Lebens-mittel, Mö-bel, Cremes et cetera)?	Minimiere die Neuauf-nahme von chemischen Schadstof-fen. Akti-viere die Aufnahme von leben-diger Kost, von Chloro-phyll und Sauerstoff.	Löse be-wusst die Schlacken, die sich in deinen Zel-len eingela-gert haben, binde sie mit Trägersub-stanzen, und leite sie aus.	Stärke die seit Jahr-zehnten aktiven und oft müden Entgiftungs-organe in eine neue Kraft.	Nutze die im grünen Blatt verwandelte Sonnenener-gie, um kla-res Licht in deine Zellen und dein System zu bringen.
Wo kaufst du ein, was kaufst du ein, was und wie isst du, was nimmst du ein ...?	Kaufe bio-logische Lebensmit-tel, unbe-handelte Nahrung und Gegen-stände für das tägliche Leben ...	Binde die Giftstoffe in deinem Darm, aus deinem Zellgewebe und leite sie aus ...	Lade grüne lebendige Nahrung in jeden Tag deines Lebens ein. Grüne Smoothies, Gemüse-säfte, Detox-Tees, Rohkost ...	Nutze die Fülle der ener-giereichen lebendigen Nahrung zur Klärung deiner Be-lange: auf der Ebene von Kör-per, Geist, Emotionen, Lebens-umfeld ...

Der Umgang mit der lebendigen grünen Kost und vor allem mit der Zellnahrung des Grünen Smoothies ist ein neues Fachgebiet, in das es sich »einzuarbeiten« gilt! Folgende potenzielle »Stolperfallen« nenne ich gern vorweg, damit ein gesunder Zugang entstehen kann:

- Sie unterschätzen die Vergiftung und Verschlackung Ihres Körpers.
- Sie überschätzen sich und Ihren Körper und steigen »von null auf hundert« in die neue Ernährung ein (oft beobachtete Reaktion: Es geht Ihnen schlecht, der Körper reagiert, entgiftet, Sie brechen ab).
- Sie nehmen die »Reinheitsgebote und Regeln«, die zur Zubereitung der Grünen Smoothies unabdingbar sind, nicht so ernst. Hochleistungsmixer, wozu? Biologische Zutaten? Auf leeren Magen?
- Sie kennen die wirkliche Wirkung von lebendiger Zellnahrung nicht und machen negative Erfahrungen, reagieren mit Unverträglichkeiten, Gärprozessen, Völlegefühl und so weiter.

Es geht mir hier auch nicht um den Ansatz, einmal im Jahr für eine bis drei Wochen zu entgiften, um dann den Rest des Jahres wieder den alten Gewohnheiten zu verfallen und Schadstoffe aufzunehmen. Auch finden Sie in diesem Buch keine Liste, die Sie Schritt für Schritt abarbeiten, um anschließend bis zum nächsten Frühjahr einen Strich darunterzuziehen und das Ganze als erledigt zu betrachten.

Es kann sein, dass Sie über den Einstieg mit Green Detox an den Punkt gebracht werden, sich einer längerfristigen konkreten Entgiftungskur zu unterziehen, einer Leberreinigung, einer Darmreinigung, einer Nierenreinigung, dem Ausleiten von Schwermetallen, Dingen, die Ihr System blockieren. Das ist gut, denn dann hat Ihr Körper Ihnen genau diesen notwendigen nächsten Schritt gezeigt. Green Detox legt offen, zeigt Ihnen Ihre »Schwachpunkte«, die Bereiche, in denen Sie noch aus weiteren Potenzialen schöpfen können!

Ebenso kann es passieren, dass Sie anfangen, Ihr ganzes Leben zu überdenken, auch das kann ein Gesundungsschritt sein!

Immer wieder werde ich gefragt, warum denn biologische Lebensmittel so wichtig sind. Die Düngung mit chemischen Mitteln, die sich in jeder Zelle der Frucht und des Gemüses wiederfinden, ist Teil unserer täglichen Nahrung. Die Strukturen der Zellen sind verändert, entsprechen nicht mehr der gesunden reinen Natur und ihrer Information. Und da es sich im Besonderen bei Zellnahrung um direkte Nahrung handelt, ist der Fokus auf biologische Lebensmittel extrem wertvoll. Sie können dies beispielsweise in einer beeindruckenden Forschungsarbeit nachschauen, die in Form des 2014 erschienenen Buches *Die unsichtbare Kraft in Lebensmitteln* von A. W. Dänzer (siehe »Weiterführende Links und Literatur« im Anhang) vorliegt. Dort wurden fünfzig pflanzliche Lebensmittel kristallisiert bildlich gemacht. Das Thema erreicht so über die Visualisation einen neuen Kanal und bewirkt eine neue Bewusstmachung in uns. Eine Erweiterung, die schon lange anstand!

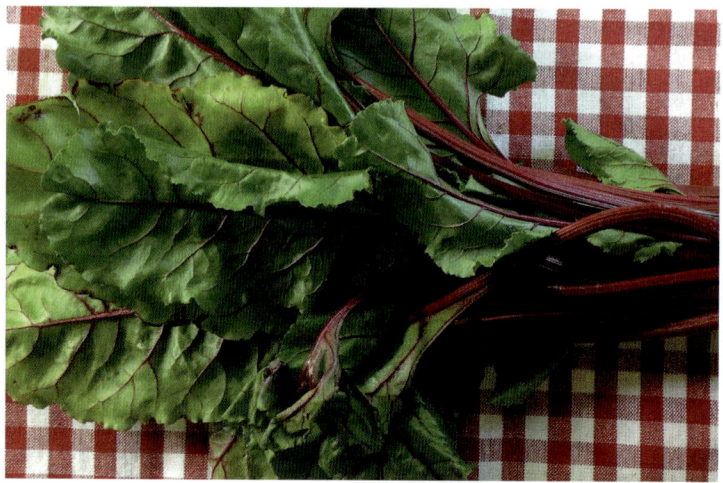

Green Detox gibt auch keine »trockene« Anleitung, grüne Presslinge einzunehmen, die Ihre Gifte ausleiten, damit Ihr Körper mal wieder für ein paar Wochen Kraft hat. Es geht um eine Lebenseinstellung, ein grundsätzliches Erkennen und Umdenken, es geht um eine neue Kultur des Lebens. Und vielleicht erkennen Sie im Winter »die grünen Presslinge« als Unterstützung auf Ihrem Green-Detox-Weg, dann ist das wunderbar!

Green Detox bedeutet auch, neuer Vergiftung entgegenzuwirken. Sie werden nicht nur herangeführt an ein bewussteres Einkaufen von Lebensmitteln, sondern auch an die Prozesse in Ihrem Energiehaushalt. Dort, wo Gifte ausgeleitet werden, entsteht erst mal freier Raum, Leere, die Zellen atmen auf, und Sie haben die Chance, sie in jeder Sekunde mit lebendiger Nahrung aufzufüllen – hin zu einem größeren Wohlbefinden, zu mehr Gesundheit, zu gesundem Altwerden, zu der Stärkung Ihres Immunsystems, zur Stärkung der Licht- und Herzqualität, die mit der Aufnahme der wilden Kräuter und der grünen Natur einhergeht.

Unser Blick richtet sich neu aus, sieht er draußen in der Natur eine unglaubliche Vielfalt an Arten, Farben, Formen, schlichtweg – Schönheit. Und jeder Schönheit wohnt bekanntlich eine Wahrheit inne ...

Es erwarten Sie Anregungen für jeden Tag, Anregungen, aufzuräumen, auszumisten, zu klären und zu reinigen wie auch sich und Ihrer Seele Gutes zu tun, Ihr Leben aktiv in die Hand zu nehmen.

Das nachhaltig gesunde Alt- und Älterwerden? Entwickeln Sie für sich ein längerfristiges Umdenken mit stark grünem Nahrungsansatz! Bauen Sie bewusst und ganz selbstverständlich Phasen der sanften Entgiftung und Klärung in Ihren Alltag ein. Kehren Sie zurück – oder besser: Gehen Sie nach vorn in ein Leben, das auf Balance und Ausgleichung aufbaut.

Fangen Sie Feuer, spüren Sie Ihre Lust anzufangen, ob mit einem gekauften Strauß Petersilie oder sogar mit Ihren ersten selbst gesammelten Kräutern.

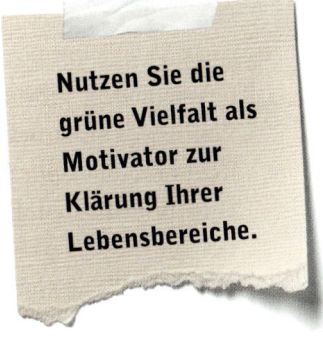

Die Motivation für diesen Prozess kommt aus dem, worauf wir natürlicherweise zustreben, was unsere Sehnsucht weckt.

Nutzen Sie die grüne Vielfalt als Motivator zur Klärung Ihrer Lebensbereiche.

Ihr Biotop

Denken Sie an einen wunderschönen Gartenteich oder ein Blumenbeet, das Sie hegen und pflegen, auf dem verschiedene Pflanzen wachsen mit unterschiedlichen Bedürfnissen, in dem verschiedene Tiere leben, ein komplexes Miteinander, an dem man sich erfreut, ein Biotop, ein kleines Wunder des Zusammenspiels.

Auch unser Körper ist ein solches Biotop, und zwar im absolut grandiosen Maße. Unübertroffen. Sie haben nun also solch ein faszinierendes und einmaliges Biotop, das Ihnen bei der Geburt gegeben wurde, und Ihre Aufgabe ist es, dieses Geschenk zu pflegen, damit es ein Leben lang hält.

Wir haben verlernt, wie es geht, unser Biotop zu pflegen! Was wir tun, ist, tröpfchen- bis literweise und meist regelmäßig Chemikalien jeglicher Art in unser Biotop hineinzugießen. Dies beginnt heute leider schon in den ersten Lebensjahren, teilweise bereits bei der Geburt, und setzt sich fort über die Pubertät bis ins Erwachsenendasein. Chemische Zusammensetzungen, künstliche Zutaten, denaturierte Lebensmittel werden von uns gegessen, getrunken, eingeatmet, gespritzt, geimpft, eingecremt. All das fließt also durch unsere Adern. Jeden Tag. Sind Sie sich dessen bewusst? Wenn nicht, dann machen Sie es sich jetzt bewusst – das ist der Beginn einer wundervollen Veränderung!

Wie viele Jahre werden die Fische noch fröhlich in Ihrem Gartenteich schwimmen und die Seerosen wachsen im Biotop, für das Sie mit Ihrer Inkarnation die Pflege übernommen haben? Wie lange wird es dauern, bis die Algen alles überziehen und das Wasser trüb wird, die Fische sterben?

Sie haben vielleicht erfahren oder glauben, dass andere daran schuld sind, wenn es Ihrem Gartenteich nicht gut geht – sie lagern Müll ab oder verpesten Wasser und Luft. Hier bekommen Sie die Möglichkeit zu erkennen, dass Sie dennoch vieles, sehr vieles selbst in der Hand haben und rechtzeitig die Notbremse ziehen können.

Spätestens in der Lebensmitte hat dieses Thema die meisten von uns eingeholt. Die körperliche Übersäuerung verläuft schleichend, der Körper ist ein Genie der Anpassung. Er verschiebt Energiereserven, setzt täglich neue Prioritäten, passt sich mehr und mehr den vorherrschenden Bedingungen an, unter denen all seine wirklich wichtigen und lebensnotwendigen Abläufe noch funktionieren können. Darin ist er ein wahrer Meister. Daher fällt uns meist erst sehr spät auf, dass irgendetwas nicht mehr so ist, wie es mal war oder wie es sein sollte. Wir werden einfach müder, erschöpfter und kraftloser, schlafen schlechter, sind unausgeglichener, ist das nicht ein »normales« Gefühl ab Anfang/Mitte vierzig?

Wir sind aus der Säuren-Basen-Balance gekippt.

Wir sind aus der Balance gekippt, aus der Balance zwischen gesund und ungesund, zwischen wachen und schlafen, zwischen Spannung und Entspannung, zwischen Stress, Aktivismus, Perfektionismus und Ausruhen, Abschalten – Stille.

Immer häufiger erreicht es die Menschen mittlerweile auch schon in den Zwanzigern. Der Körper ist zwar mit einer natürlichen Entgiftungsfunktion ausgestattet, aber wie ein gesundes Gleichgewicht zwischen Aufnahme und Ausscheidung funktioniert, wie wir uns so gesund ernähren, dass wir lange kraftvoll unser Leben leben können, wird uns in der Schule nicht beigebracht. Wenn wir dann vielleicht schon während des Studiums das erste Mal zusammenklappen, haben wir die Gelegenheit, es in der »Schule des Lebens« zu lernen. Ein trauriger Umstand!

Nutzen Sie die Chance, rechtzeitig umzudenken. Betreiben Sie aktiv Prophylaxe, damit Ihr Körper gar nicht erst in die Situation kommt, in der sein Biotop »kippt«.

Die Übersäuerung

Mittlerweile ist erwiesen, dass die Übersäuerung unserer Zellen und unseres Körpers die Basis für die Entstehung vieler Krankheiten und Beschwerden ist. Viele Symptome brauchen also ein saures Milieu, um sich zu etablieren. Dies ist eine sehr wertvolle und nützliche Erkenntnis, denn ab dem Moment, da wir dies wissen, können wir wieder aktiv in die basische Richtung steuern!

Durch zu starke Übersäuerung, herbeigeführt durch den regelmäßigen Konsum von Zucker, Weizen, Kaffee, Alkohol, Fleisch, tierischen Produkten wie Milch, Käse und vielem mehr, kippt unser inneres Säure-Basen-Gleichgewicht.

Von Natur aus basisch, messen wir einen gesunden pH-Wert von 7. Kippt er ins saure Milieu, geht er in Richtung 1 (Magensäure), wird er basischer, tendiert er zur 9 (Natron).

Für das Binden der überschüssigen Säuren werden unsere meist schon sehr knapp bemessenen Mineralien benötigt. Wir leiden also bei Übersäuerung an massivem Mineralstoffmangel. Für den Körper ist es wichtig, die schädlichen Säuren zu binden, und deswegen greift er alle Mineralstoffe ab, die er vorfindet. Sind keine frei verfügbaren da, fängt er an, sie aus Depots zu lösen, also aus unseren Zellen zum Beispiel, aus Knochen, Zähnen, Organen, Gefäßen... Wir »entmineralisieren«!

Wir können diesen Kreislauf durchbrechen, indem wir zum einen die Säure produzierenden Lebensmittel reduzieren – Weißmehl, Zucker, Kaffee, Süßigkeiten, Fertigprodukte, Fleisch und so weiter. Und wir können parallel unseren Körper mit einer Fülle an Vitalstoffen füttern. Am meisten nehmen wir davon über den Grünen Smoothie auf, denn die Menge an sehr gut verträglicher Rohkost, die wir durch das Zerkleinern verzehren können, würden wir üblicherweise niemals essen. Die Aufspaltung der Blattzellen auf feinster Ebene ist hier das große Geschenk. Fangen Sie also an, Ihren Körper mit Mineralstoffen und Vitaminen anzureichern. Als Erstes wird er die bereits geplünderten Depots wieder auffüllen, dann wird er eines Tages in seine natürliche Balance zurückfinden. Und wenn Sie täglich ausreichend lebendige Nahrung zu sich nehmen, haben Sie irgendwann sogar einen gewissen Vorrat angelegt. Auf jeden Fall sollte so die Deckung Ihres Tagesbedarfs gesichert sein!

Entziehen Sie dem Körper nun nach und nach die Übersäuerung, und stärken Sie ihn mit Vitalstoffen, verändern sich auch die körperlichen Symptome. Wir werden gesünder, kraftvoller, bauen die tief in den Körperdepots abgelagerten Schlacken und Gifte ab und geben unseren hungrigen Zellen gute Nahrung.

Künstliche Zusatzstoffe

Wovon ist die Rede, wenn es um die chemischen und künstlichen Zusatzstoffe geht, die wir täglich mit der Nahrung aufnehmen?

Sicher kennen alle die klassischen Farbstoffe, Konservie-

rungsstoffe, die Emulgatoren, Stabilisatoren und Geschmacks-
verstärker, alle gekennzeichnet mit sogenannten E-Nummern
(Listen hierzu sind zum Beispiel online erhältlich), Hormone,
Antibiotika, alles Zusatzstoffe, die unseren Lebensmitteln helfen sollen, besonders ansprechend im Regal zu liegen. Kennen
Sie auch die vielen Schaummittel, Schaumverhüter, Rieselhil-
fen, Geliermittel, Feuchthaltemittel, Oberflächenbehandlungs-
mittel, Treibgase et cetera? Hinzu kommen künstliche Substanzen, die verwendet werden, aber nicht als Zusatzstoff deklariert
werden müssen. Die Liste der Stoffe, die zur technischen Verarbeitung von Nahrung »benötigt« werden, geht ins Unendliche.
Des weiteren die chemischen Düngemittel, wie z.B. Pestizide
und Herbizide.

Na, ist Ihnen jetzt der Appetit vergangen?

Wir sprechen hier von »Lebens-Mitteln«, Essen, von dem,
was wir zu uns nehmen, um unseren Körper, unser ganzes
System am Leben zu erhalten, um es zu stärken und zu füttern, um letztendlich über unseren Körper hinauszuwachsen,
unsere ganze Größe auf diesem Planeten zu leben, unsere
Aufgabe, unsere Berufung ...

Wir sprechen hier nicht über die Herstellung von Wand-
farbe, Autolack oder Reinigungsmitteln. Nein – wir sprechen
von Essen!

Unsere Welt ist überfüllt mit allen Arten von Giftstoffen,
die wir nicht nur verzehren. Sie begleiten uns so gut wie überall.

Wir reden wie gesagt auch über die geistigen und emotionalen »Gifte«, die negativen Gedanken und Gefühle, die jede
Lebendigkeit und Lust auf Veränderung im Keim ersticken.
Auch hier können Sie durch die bewusste Auseinandersetzung
mit dem Thema »Green Detox« aufräumen.

Vielleicht motiviert dies alles auch Sie, anders leben zu wollen. Der Zusammenhang aus dem, wie wir uns nähren, und dem, wie es uns geht – körperlich, emotional und geistig –, ist längst deutlich und wird immer offensichtlicher. Und beim Zusammenhang von Gesundheit und einer grundlegenden Entgiftung verhält es sich ebenso.

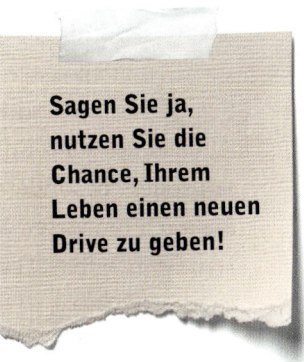

Sagen Sie ja, nutzen Sie die Chance, Ihrem Leben einen neuen Drive zu geben!

Schwermetalle

Viele Menschen sind – ob es ihnen nun bewusst ist oder auch nicht – körperlich durch Schwermetalle belastet. Dabei kann es sich zum Beispiel um Quecksilber aus Amalgam, um Blei, Kupfer, Cadmium oder Nickel handeln. Auf unserem Planeten finden sehr viel mehr Schwermetalle ihren Einsatz, als ich hier aufführen möchte. Lassen Sie dies bitte testen. Finden Sie einen Therapeuten oder ein Labor, wo Sie die entsprechenden Analysen durchführen können, und nutzen Sie die Möglichkeiten der Blut-, Urin-, Speichel- und Haaranalysen, die uns zur Verfügung stehen. Viele Ursachen sind manchmal leicht zu finden, wenn man den richtigen Zugang nutzt.

Es ist individuell sehr unterschiedlich, wie stark ein Körper Schwermetalle speichert und auch darauf reagiert. Nicht jeder ist belastet, aber infolge der mittlerweile weltweiten Verbreitung dieser Stoffe ist es nicht mehr möglich, den Kontakt und die Aufnahme von Schwermetallen gänzlich zu vermeiden.

Der Körper lagert die Schwermetalle in Depots ab, räumt

sie also – bildlich gesprochen – erst mal aus dem Weg, damit sie ihn nicht bei seiner täglichen Arbeit behindern. Sie müssen Ihrem Körper also als Erstes den Anstoß geben, diese Gifte zu mobilisieren und zu lösen, um sie dann im zweiten Schritt nachzuweisen. Erst dann kann eine gezielte Ausleitung stattfinden, die auf jeden Fall durchgeführt werden sollte, bevor es wegen »Überfüllung der Depots« zu Problemen kommen kann.

Schwermetalle aus ihren Depots freizusetzen und auszuleiten bedarf einer fachmännischen Beratung oder Behandlung! Sonst kommt es durch die Wiederaufnahme der gelösten Stoffe im Darm möglicherweise zu einer erneuten Vergiftung. Der Grüne Smoothie kann Sie auch bei diesem Prozess unterstützen, stärkt er doch parallel Ihre Organe und den Stoffwechsel und gibt Ihnen in der eher kraftzehrenden Zeit einer Entgiftung hochwertige Nahrung. Einige der Kräuter wirken auch hier aktivierend, und Sie finden in Kapitel 6 hochwertige Trägerstoffe (wie Zeolith und die Chlorella-Alge), die Sie zur leichten Ausleitung der freigesetzten Gifte *unterstützend* einnehmen können. (Das Trinken von Grünen Smoothies ersetzt unter gar keinen Umständen das sehr komplexe Ausleiten von Schwermetallen!)

2. UNSERE ENTGIFTUNGSORGANE

Rein physisch gesehen, haben wir eine Reihe von Organen, die der Aufgabe folgen, alle Giftstoffe zu filtern und auszuleiten, die wir in unseren Körper aufgenommen haben. So funktioniert es dem Ansatz unserer westlichen Medizin zufolge. Nimmt man fernöstliche Ideen mit ins Feld, zum Beispiel die Traditionelle Chinesische Medizin (TCM), kann man seinen Blick auf die einzelnen Organe um die energetischen Aspekte erweitern und einen tieferen Blick in die Zusammenhänge ermöglichen. Denn zum Beispiel auch die Emotionen, die wir in uns tragen, stehen in Verbindung mit unseren Organen.

Mit Hilfe der lebendigen und lichtvollen Energie der Kräuter und grünen Blätter wie auch des Grünen Smoothies geht der Weg der Klärung somit erst einmal durch die Körperzellen und kann so auch in ganz andere Bereiche führen und dort positive Veränderungen anstoßen.

Unsere Gedanken, all die Erinnerungen und Verstrickungen, die uns oftmals unbewusst blockieren und davon abhalten, wirklich selbstbestimmt nach vorn zu gehen ... Bedingungslose Klarheit und Wahrheit sind gefordert und werden als motivierender Teil des Lebens zur Basis einer letztlich neuen Lebensführung und einer neuen Kultur. Fangen Sie an, wieder mehr auf Ihre Organe zu achten, leben Sie *mit* ihnen – statt durch einen kontraproduktiven Lebensstil gegen sie zu arbeiten –, denn sie leisten Hervorragendes, um uns zu erhalten. Wenn wir anfangen, dies anzuerkennen und unser Möglichstes dazu zu tun, dass sie kraftvoll unterstützt werden, haben wir etwas Gutes vor uns!

Zur Unterstützung unserer Organe brauchen wir die Wiederherstellung einer gesunden Balance: der Balance zwischen einer deutlichen Reduzierung der zugeführten Gift- und künstlichen Nahrungsstoffe sowie der Aufnahme wirklicher Nährstoffe und Mineralien. Genauso brauchen wir die Balance aus Aktiv- und Entspannungsphasen. Wir brauchen eine ausgeglichene Atmung: Fließt Ihr Atem gleichmäßig, oder halten Sie oft gestresst die Luft an? Wir brauchen die Balance von Yin und Yang, von männlichen und weiblichen Eigenschaften und Wesensanteilen. Die Liste ließe sich mühelos erweitern.

Indem wir unseren Körper klären und reinigen, schaffen wir Raum für die möglichst ungehinderte Aufnahme von wirklicher Nahrung, wir schaffen und erschaffen uns eine reelle Chance, wieder gesünder zu werden und vor allem gesund zu bleiben. Wir schaffen uns die Basis für ein Leben in Achtsamkeit und Demut. Demut gegenüber dem unermüdlichen Wirken unserer Zellen, die jeden Tag alles geben, damit wir am Leben bleiben.

Unser Körper braucht Entspannungsphasen, Zeiten, in denen er regenerieren kann, in denen die Organe nichts Aufwendiges verstoffwechseln müssen. Geben Sie ihm die Chance, auch abends zu entspannen, und erkennen Sie, dass regelmäßig spätes Essen und später Schlaf die Organe ebenfalls ermüden. Es gibt viele Ansätze, und egal, wo Sie anfangen, der bekannte Dominoeffekt findet statt: Ein positiver Ansatz wirkt sich positiv auch auf andere Bereiche aus. Sie finden immer mehr interessante Punkte, an denen Sie ansetzen können, um Ihr Leben besser auszugleichen, denn Ausgleich ist das höchste Prinzip. Für alles.

Im Folgenden beschäftigen wir uns vor allem mit den drei Organen, die den größten Anteil unserer körperlichen Entgiftung übernommen haben, der Leber, den Nieren und dem Darm. Die Haut gehört mit ihrer großen Fläche auch dazu. Dort, wo Störungen im Stoffwechsel vorliegen und – aus welchen Gründen auch immer – eine natürliche Ausleitung nicht durch die drei genannten Organe stattfinden kann, verlassen die Gifte den Körper häufig über die Haut.

Die Leber

Die »Leber« und das »Leben«: zwei Wörter, die sich nur durch einen Buchstaben unterscheiden und die auch von der Bedeutung her in vielerlei Hinsicht synonym sind. Die Leber ist unser Hauptentgiftungsorgan, der Chemiefilter unseres Körpers, ein ununterbrochen wirkendes Kraftwerk, eine Drüse, die in der Lage ist, Schadstoffe in nicht giftige Stoffe umzuwandeln.

Die Verbindung zu Green Detox? – Die Leber liebt grün und bitter! Sie braucht die grüne Bitterkraft!

Erstaunlich an der Leber ist sowohl ihre Leistungsfähigkeit als auch ihre einzigartige Fähigkeit, sich neu zu bilden! Durch die Teilung ihrer gesunden Zellen kann sie fehlende oder defekte Organteile wiederherstellen! Das unterscheidet sie maßgeblich von allen anderen Organen! Aber lassen Sie es besser gar nicht erst so weit kommen!

Mit der Leber haben Sie einen Detox-Spezialisten im Haus, der genau weiß, welche Stoffe wiederverwertbar sind, welche ausgeleitet, unschädlich gemacht werden müssen.

Um Ihnen ein Gefühl für die Stellung der Leber im Körper zu vermitteln, sei hier ein kleiner Einblick in die Fülle ihrer Aufgaben gegeben:

• Die Leber steuert unseren Fettstoffwechsel, ist zuständig für den Abbau der fettlöslichen Substanzen und bildet Cholesterin.

• Die Leber filtert unser gesamtes Blut aus dem Magen-Darm-Trakt und sortiert nach Giftstoffen, die sie in nicht giftige Substanzen umwandeln kann, und solchen, die abgebaut und ausgeschieden werden müssen. All die chemischen Stoffe, die wir durch Essen, Trinken, Atmung und so weiter zu uns nehmen, Konservierungsmittel, Düngemittel, Farbstoffe, Schwermetalle, Medikamente, aber auch Alkohol und andere Suchtprodukte, fließen durch sie hindurch, werden dort gefiltert, sortiert und zerlegt. Sind die Gifte wasserlöslich, werden sie an die Nieren weitergegeben und mit dem Harn ausgeschieden; sind sie fettlöslich, wandern sie über die Galle in den Darm und werden mit dem Stuhl ausgeschieden.

• Auch erhält die Leber die vom Darm aufgenommenen Eiweiße und Fette und verarbeitet diese zu für den Organismus brauchbaren Bestandteilen.

• Die Leber baut körpereigene Eiweiße auf. Zwar stellt sie somit selbst Aminosäuren her, braucht aber auch zur gesunden Produktion Aminosäuren als Nahrung. Die bekommt sie aus unserer grünen Nahrung.

• Zudem bildet sie Eiweiße zum Transport von Fetten und Hormonen im Blut.

• Sie produziert und speichert verschiedenste Vitamine, zum Beispiel Vitamin A, B_{12}, D, E und K.

- Sie verschickt die Harnstoffe zur Ausscheidung an die Nieren.
- Sie speichert überschüssigen Zucker, Glukose (Einfachzucker) in Form von Glykogen (die speicherfähige Form des Zuckers) und gibt ihn bei Bedarf an die Muskeln und als Energieträger an die Organe ab.
- Die Leber eliminiert die alten roten Blutkörperchen beziehungsweise die »abgelaufenen« Hormone.
- Sie produziert Verdauungsflüssigkeiten, unter anderem auch die Gallenflüssigkeit. Die Gallenblase ist ein Teil der Leber, sie ist das Auffangorgan für die Gallenflüssigkeit, die die Leber produziert. Sie sammelt die Galle und stellt sie im Moment des Verdauungsvorgangs zur Verfügung.

Dies sind nur einige der Aufgaben dieses Organs, aber es reicht, um sich bewusst zu machen, »mit wem wir es hier zu tun haben«.

Die Leber steht in enger Verbindung mit den Bedürfnissen des Körpers, geht also zweifelsfrei einer sehr »sinnvollen« Aufgabe nach. Daher wird sie energetisch auch in Verbindung mit dem »Lebenssinn« gebracht. Kennt jemand seinen Sinn im Leben nicht und findet er keine sinnvolle Beschäftigung, kann sich das häufig an einer müden Leber zeigen. Auch ist die Leber zusammen mit der Galle der Bereich im Körper, in dem sich die Wut ausbreitet und staut. Wenn wir also häufiger Wutreaktionen an uns beobachten oder eine innere Aggressivität, wenn wir verbale Ausbrüche aus unserem Alltag kennen, kann dies ein Ventil für gestaute Energie in Leber und Galle sein.

Die Leber hat ihre Hauptfunktionszeit, wenn wir schlafen. Sie braucht die ganze Aufmerksamkeit und Ruhe, um sich –

ohne Überlastung durch gleichzeitige Verdauungsvorgänge infolge stetigen Essens – mit ihren Aufgaben zu beschäftigen. Daher arbeitet sie laut Organuhr (siehe das Kapitel »Die Kraft der Rhythmen«) am intensivsten, wenn wir in unserer Tiefschlafphase sind, nämlich zwischen 1.00 und 3.00 Uhr in der Nacht. Je früher wir abends essen, um so ungehinderter kann die Leber also ihre Aufgabe erfüllen.

Wachen Sie nachts in dieser Zeit häufiger auf, eventuell sogar schweißgebadet, ist die Wahrscheinlichkeit groß, dass dies mit Ihrer Leber zusammenhängt. Dann braucht sie mehr Aufmerksamkeit, Unterstützung in Form von Bitterstoffen oder auch mal eine Leberreinigung.

Wer der Leber helfen will, bewegt sich regelmäßig, bringt so sein Lymphsystem und die Durchblutung in Schwung und nährt sie *jeden Tag* mit Bitterstoffen. Im Frühjahr, Sommer und Herbst können dies wunderbar kultiviertes Blattgemüse, frische Wald- und Wiesenkräuter im Grünen Smoothie sein, im Winter oder auf Reisen gibt es zusätzlich reichhaltige Superfoodpulver (Moringa, Weizengras, Best Of Greens und so weiter) sowie sehr natürlich wirkende Urtinkturen, zum Beispiel des Löwenzahns und der Mariendistel, oder auch die klassischen Schwedenbitter. Diese Bittertropfen wirken sich sehr positiv auf den ganzen Organismus aus und sind teilweise auch alkoholfrei zu erwerben. Darüber hinaus gibt es hochwertige Lebertees, die dem Organ guttun und es entlasten!

Wie gesagt: Nehmen Sie Bitterstoffe *täglich!* Sie können auch auf Ihren Spaziergängen immer ein paar Blätter des Löwenzahns essen, sie langsam einspeicheln und kauen.

Gewöhnen Sie sich an, regelmäßig einen Entspannungstag für Ihre Leber einzulegen. Sie hat eine sehr starke Kraft, sich zu regenerieren und zu erneuern. Unterstützen Sie sie dabei!

Speziell leberaktivierend sind vor allem die folgenden Kräuter:

- Brennnessel,
- Giersch,
- Haselnussblätter,
- Johanniskraut,
- Löwenzahn,
- Minze,
- Petersilie,
- Salbei,
- Sauerampfer,
- Schafgarbe,
- Spitzwegerich,
- Vogelmiere,
- Wegwarte,
- Wiesenschaumkraut und
- im Besonderen die Mariendistel. Diese wächst allerdings nicht wild auf unseren heimischen Wiesen.

Wenn sich Ihre Leber schon mit diversen Symptomen meldet, Sie also zum Beispiel nachts zur Hauptarbeitszeit des Organs regelmäßig aufwachen, wenn Sie starke Müdigkeit verspüren, Nachtschweiß und sehr trockene Haut feststellen, lassen Sie Ihre Werte testen, und planen Sie eine der angebotenen Leberreinigungen.

Es gibt Ansätze mit Tees, Tropfen, Säften, Kuren, die kurzfristig wirken,

Entlasten Sie Ihre Leber rechtzeitig und regelmäßig! Nehmen Sie reichlich grüne Anteile mit Bitterstoffen und Chlorophyll zu sich!

Kuren, die eher eine nachhaltige Veränderung und Klärung über eine längeren Zeitraum anbieten. Prüfen Sie die verschiedenen Ansätze, und entscheiden Sie intuitiv.

Bitte bleiben Sie realistisch, und bedenken Sie, dass eine Leber, die vierzig bis fünfzig Jahre Schadstoffe gefiltert hat, nicht innerhalb von zwei bis drei Wochen regeneriert ist. Wir neigen manchmal dazu, der Gesundung nicht die Zeit zu geben, die sie benötigt.

Und schauen Sie sich Ihre Emotionen an, sind Wut und Aggression tägliche Begleiter? Finden Sie für sich und Ihre Organe, die diese Emotionen tragen, ein Ventil. Finden Sie Wege für sich, und gestalten Sie Ihren Zugang zur Befreiung Ihrer in der Leber gestauten Emotionen – bevor diese Ihre Zellen zu sehr schwächen oder sie Ihr Gegenüber abbekommt.

WANN HABEN SIE ZULETZT BEWUSST GEATMET?

Machen Sie doch jetzt mal eine bewusste Pause, stehen Sie auf, öffnen Sie das Fenster, und nehmen Sie ein paar *tiefe* Atemzüge. Auch können Sie sich dabei gleich dehnen und nach allen Richtungen strecken – bevor Sie wieder ins Buch abtauchen!

Und übrigens, wenn Sie einen Anflug von Erkältung spüren oder verschnupft sind, nehmen Sie ausreichend Bitterstoffe in Form von Tinkturen, Grünen Smoothies oder auch Lebertees zu sich. Die Leber baut auch all die Bakterien und Viren ab, die Sie matt und kränklich halten. Durch konkrete Einwirkung von Bitterstoffen können Sie zeitnah eine Verbesserung erzielen. Die Gifte werden abtransportiert, und das System atmet auf!

Die Nieren

Die Reihenfolge der besprochenen Organe folgt dem Sinn, auch die Reihenfolge bei der Entgiftung darzulegen. Zuerst kommt die Leber mit der Detoxikation der fettlöslichen Substanzen, dann folgen die Nieren mit der Filterung und dem Abbau der wasserlöslichen Bestandteile. Die Nieren sind *das* ausleitende Organ aller wasserlöslichen Schadstoffe. Es folgen der Dickdarm und die Haut.

Da wir zu gut 70 Prozent aus Wasser und Flüssigkeiten bestehen, haben unsere Nieren sehr viel zu reinigen, und das tun sie 24 Stunden am Tag. Sie sind eine Nonstop-Filteranlage, durch die unser Blut fließt und gereinigt wird. Aber nicht nur das, sondern auch unser Urin, der Schweiß, der Speichel, die Tränenflüssigkeit und vieles mehr.

Die Nieren – denn es sind zwei, eine auf der linken, »weiblichen« Körperseite, eine auf der rechten, »männlichen« – sind ein duales Organ wie auch die Lunge, die Eierstöcke und die Hoden. In der TCM steht die Nierenenergie für die Lebensenergie. Das Organ ist eingebettet in eine starke, sie schützende Hülle aus Fett; und es liebt Wärme.

Die Nieren reagieren sensibel auf Stress und Angst. Bei Dauerüberlastung unseres Organismus werden sie massiv geschwächt, was dem Menschen dann oft an fehlendem Willen und fehlender Entschlossenheit anzusehen ist. Wenn die Nieren geschwächt sind, uns oft etwas »an die Nieren geht«, dann können sie ihrer dekontaminierenden Tätigkeit nicht mehr kraftvoll nachgehen. Und wenn unsere Nieren nicht mehr entgiften, fangen wir sehr schnell an, innerlich zu vergiften. Nach der Organuhr haben die Nieren ihre Hauptfunktionszeit von 17.00 bis 19.00 Uhr, also in einer Zeit, in der wir normalerweise wach und aktiv sind und uns eher langsam auf das Tagesende vorbereiten. Man könnte meinen, sie warten ab, um dann am frühen Abend, während viele Menschen ihre tägliche Arbeit beenden, alles auszuspülen, was sich so über den Tag angesammelt hat.

Spüren wir in dieser Zeitspanne rein faktisch unsere Nieren, dann ist auch das ein deutliches Zeichen dafür, dass wir sie in ihrer Tätigkeit unterstützen sollten.

Die Nieren reagieren dankbar auf Zuwendung, sie sind ein äußerst sensibles Organ. Stärken Sie Ihre Nieren bewusst durch sehr pragmatische Ansätze: Trinken Sie zum Beispiel regelmäßig einen frisch aufgebrühten Ingwertee (siehe das Verzeichnis der Rezepte im Anhang) oder eine Nierenteemischung, etwa aus der Herbathek (siehe »Weiterführende Links und Literatur« im Anhang), legen Sie warme Umschläge oder eine Wärmflasche im mittleren Rückenbereich auf. Spüren Sie den Stress der Nieren – legen Sie dort beide Hände auf, und es kann gut sein, dass Sie gleich eine Erleichterung wahrnehmen. Es ist, als ob das Organ sofort die ihm zukommende Aufmerksamkeit aufnähme und wieder kraftvoller würde.

Wer die Nieren täglich einmal durchspülen möchte, macht

sich einen Drink aus einer Salatgurke und Stangensellerie. Im Mixer püriert und anschließend getrunken, schwemmt dies viele angelagerte Giftstoffe aus den Nieren und entwässert den Organismus. Integrieren Sie dieses Gemüse regelmäßig in Ihren Ernährungsplan!

Alle grünen Blätter wirken durch ihre Bitterstoffe und durch Chlorophyll kräftigend und aktivierend auf unsere Zellen und unterstützen unsere Organe, einschließlich der Nieren. Die isolierte Betrachtung macht aus meiner Sicht wirklich nur Sinn, wenn Sie ganz gezielt lediglich einem geschwächten Organ Unterstützung zukommen lassen wollen. Trinken Sie also zum Beispiel eine Woche lang eine grün gemixte Essenz aus der Goldrute – dosiert, achtsam –, können Sie so Ihre Nieren besonders stärken und unterstützen.

Und wichtig ist bei all den Ansätzen, dass Sie Kuren von begrenzter Dauer machen! Nehmen Sie ein Kraut immer nur eine gewisse Zeit lang, dann wechseln Sie zu einem anderen! Als Richtlinie werden häufig drei Wochen angegeben.

Der Darm

Der Darm ist unser größtes Organ, und bei der Auseinandersetzung mit ihm spüre ich auch deutlich die »Größe« beziehungsweise Komplexität des Themas.

Der erwachsene Mensch hat eine Darmlänge von etwa 7 Metern; in sich geschlungen und gedreht, würde der Darm – dank seiner Zotten – komplett geglättet einige Hundert Quadratmeter bedecken!

Die Anzahl der hier zusammenlaufenden Nerven, Muskeln und Intelligenzen übersteigt wohl unser aller Vorstellungsvermögen. In einem gesunden Darm arbeiten Milliarden an probiotischen Mikroorganismen zu unserem Wohl. Allein schon angesichts dieser wunderbaren Komplexität sollten wir dem Darm etwas mehr Pflege schenken, als wir das üblicherweise tun. Bis Anfang des letzten Jahrhunderts begegnete man ganz selbstverständlich jeder Art von Krankheit erstmal mit einer Darmentgiftung. Wo ist dieses Wissen geblieben?

Über den Darm nehmen wir viele unserer Nährstoffe auf, und immer häufiger sind unsere Därme so belastet, dass wir mit Unverträglichkeiten und Entzündungen, Pilzen und Parasiten zu kämpfen haben. Dann können wir auch die Inhaltsstoffe einer gesunden Nahrung nicht aufnehmen.

Wissenschaftler haben herausgefunden, dass unser Darm sozusagen unser »zweites Gehirn« ist, unser emotionales Gehirn. Wenn man fühlt, scheint das räumlich nicht im Kopf, sondern im »Bauch« zu geschehen.

Nach der Organuhr verrichtet der Dickdarm seine Haupttätigkeit morgens von 5.00 bis 7.00 Uhr. Wenn unser Körper in einem guten Gleichgewicht ist, spüren wir diese natürliche Darmaktivität, während wir aufwachen. Falls nicht, können Sie Ihren Tag regelmäßig mit einem Glas warmem Wasser auf nüchternen Magen beginnen. Oft reicht das schon, um die Peristaltik des Darms anzuregen, zudem werden so die angesammelten Gifte der Nacht ausgeschwemmt, was Ihr Körper freudig begrüßen wird.

In seinen vielen Windungen bildet der Darm über die Jahre immer stärkere Ausbuchtungen, Falten und Zotten. Hier lagern sich die alten, nicht ausgeschiedenen Gifte und Toxine ab. Wir haben die Möglichkeit, regelmäßig unseren Darm mit Einläufen und Spülungen zu reinigen, die alten Schlacken aus ihm auszuspülen und ihn dabei zu unterstützen, seine positiven (probiotischen) Bakterien wiederaufzubauen. Bringen Sie Ihren Darm und damit Ihren gesamten Organismus in ein neues Gleichgewicht. Wenn wir unseren Darm reinigen, entsteht ein ganz wundervolles Gefühl von Leichtigkeit und Klarheit. So verbessern wir nicht nur unsere Verdauung, lassen Altes los, sondern unterstützen auch die Aufnahme neuer zuträglicher Vitalstoffe. (Unter »Weiterführende Links und Literatur« im Anhang finden Sie einige Adressen, über die Sie sich bezüglich einer anstehenden Darmreinigung detailliert informieren können.)

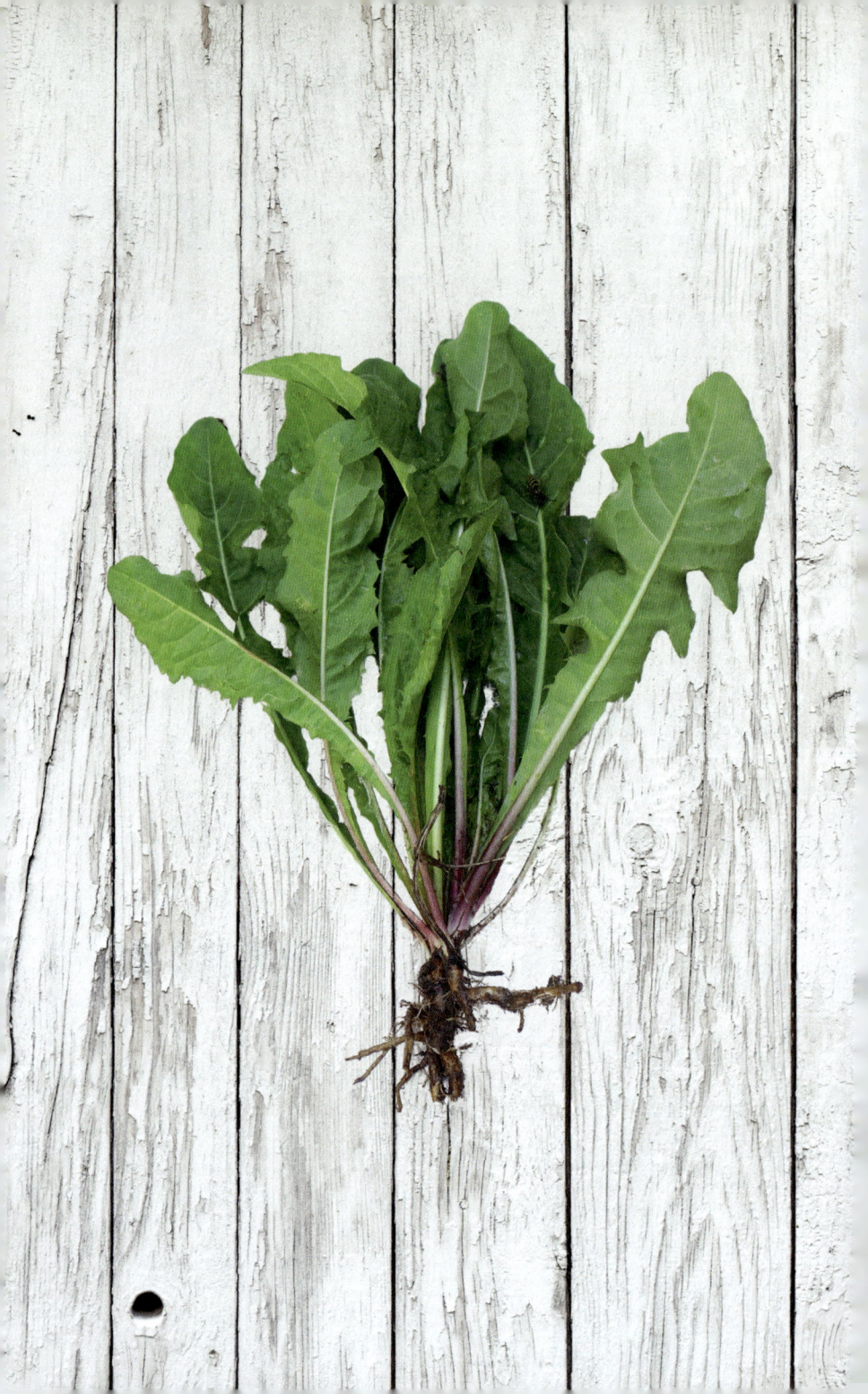

3. GREEN DETOX: DIE ZUTATEN

Die grüne Natur, unsere Urnahrung

Der Reichtum der Pflanzen mit ihren Farben, Formen, Düften und Geschmäckern ist kaum zu überbieten. Um uns herum bietet uns die Natur eine fast unendliche Fülle an Ausdruck. Durch unsere Pflanzen erhalten wir nicht nur den für uns existenziellen Sauerstoff, sondern auch lebensnotwendige Nahrung und Entgiftungsimpulse. Unsere Beziehung zu den Pflanzen und zur »Natur« ist so alt wie der Mensch. Wir sind innig mit ihnen verknüpft. Die Pflanzen geben uns und unserer Welt ihr Gleichgewicht. Schon der »Blick ins Grüne« wirkt harmonisierend und ausgleichend auf unser Gemüt.

Und was bewirkt dann wohl erst »das Grün im Inneren«? Seit Menschengedenken haben wir grüne Pflanzen und Blätter verzehrt, und es ist an der Zeit, diese Gewohnheit wieder mehr in unser zivilisationsgeprägtes Leben zu integrieren. Lange Jahre war es nicht »modern«, den grünen Anteil vieler essbarer Pflanzen im Laden mit anzubieten, somit hat auch niemand mehr die Blätter mit ihren wertvollen Inhaltsstoffen für unseren gesamten Organismus gegessen. Kohlrabi, Rote Bete, Karotte: Wir haben uns nur noch auf die Wurzeln konzentriert, ihr Grün wurde weggeworfen, allenfalls fürs heimische Haustier hergenommen – das glückliche!

Brennnessel- oder Gierschspinat galten als »Arme-Leute-Essen«. Infolge der Erfahrung des großen Hungers in der

Kriegs- und Nachkriegszeit, als man sich aus Not mit diesen Pflanzen ernährte, verschwanden sie mehr und mehr aus dem Blickfeld der modernen Gesellschaft.

Tragen auch Sie dazu bei, dass die Nachfrage nach dem kultivierten Blattgut in Ihrem Bioladen oder auf dem Markt steigt!

Wasser

Wasser ist die Urflüssigkeit, die unseren Körper am Leben erhält. Dieser besteht aus gut 70 Prozent Wasser und braucht regelmäßig ausreichend Flüssigkeit!

Die Aufgabe des Wassers ist, sich mit Giftstoffen anzureichern und unseren Körper so bei der Ausleitung der Schadstoffe zu unterstützen. Wählen Sie daher also grundsätzlich Wasser mit einem geringen Mineralstoffanteil! Wasser hat von Natur aus die Tendenz, sich zu sättigen, es wirkt im Körper wie ein Schwamm und nimmt alle wasserlöslichen Stoffe auf, die ausgeschwemmt werden wollen.

Die für uns lebenswichtigen Mineralien nehmen wir nicht durch Wasser, sondern vielmehr über die Nahrung, das Gemüse, das grüne Blatt zu uns.

Auch ist es wichtig, stilles Wasser zu trinken. Wasser, dem man künstlich Kohlensäure zugefügt hat, gilt bereits als gesättigt. Es hat nicht mehr die Kapazität, Gifte zu binden, und kann so seiner Aufgabe nicht mehr nachgehen, den Körper zu klären.

Wenn Sie mit Green Detox anfangen, fangen Sie auch an, sich mit der Qualität Ihres Wassers auseinanderzusetzen. Meinen ersten Vortrag über Wasser als Träger von Informationen und Mittel zur Ausleitung von Schadstoffen habe ich vor mittlerweile zwanzig Jahren gehalten. Seitdem hat die Welt des Wassers eine sehr viel breitere und fundiertere Dimension erreicht. Nicht nur das Filtern ist essenziell geworden, auch das Energetisieren. Wegen der vielen Schadstoffe, die im Wasserkreislauf vorhanden sind, haben Regen-, Grund- und Leitungswasser immer weniger wirkliche Trinkwasserqualität. Ob das Wasser aus Ihrer Leitung Ihrem persönlichen Anspruch an ein qualitativ gesundes Wasser entspricht, bleibt daher auch Ihre persönliche Entscheidung. Denn viele Stoffe, zum Beispiel Hormone, werden nicht restlos herausgefiltert.

Finden Sie für sich die beste Lösung, ob mit gekauftem Wasser, einem Wasserfilter mit zusätzlicher Energetisierung oder einem Kristallwasserfall. Achten Sie auf besonders reines Wasser, dieses Geschenk können Sie sich machen! Nicht nur an den bewussten Klärungs- und Entgiftungstagen, sondern täglich. Machen Sie sich bewusst, dass das Wasser als allererstes und somit auch wichtigstes Nahrungsmittel den ganzen Prozess trägt.

Das für mich ursprünglichste und schmackhafteste ist definitiv das Quellwasser. Wann immer ich die Möglichkeit habe, eine Quelle aufzusuchen oder auch in den Bergen in einem Gebirgsbach zu stehen, kann ich mich kaum mehr von diesem Wassergenuss trennen. Die unbeschreibliche Lebendigkeit erreicht in Sekundenschnelle jede meiner Zellen. Natur zu Natur, das ist für mich in diesen Momenten spürbar. Das Buch hat mich eine spannende Reise in die grüne Welt antreten lassen, und einige Wochen verbrachte ich in den Schweizer Bergen, umgeben von frischen Wiesen- und Waldkräutern, Quellen und einer Vielzahl von Gebirgsbächen. Mein

Körper hat sich mehr und mehr an diese ursprüngliche Energie erinnert.

Der Lauf des Wassers – Eine kleine Detox-Meditation

Setzen Sie sich an einen Wasserlauf, einen Bach, Fluss, Wasserfall, See oder auch ans Meer.

Wenn es ein fließendes Gewässer ist, setzen Sie sich so, dass das Wasser die für Sie größte Kraft besitzt. Ist dies eher, indem Sie es mit Blick- und Sitzrichtung nach vorn in sich aufnehmen und es nach hinten wegfließt, oder eher, indem es von hinten durch Sie hindurchfließt und mit Blick- und Sitzrichtung nach vorn den Abtransport bewältigen kann?

Nutzen Sie die Möglichkeit eines Urlaubs in den Bergen zum »Auftanken«, um Ihre Reserven mit der dort herrschenden Energie aufzustocken.

Verbinden Sie sich in Ihrer Vorstellung mit seiner unendlichen Kraft, mit der es in jeder Sekunde, und das schon seit Jahrmillionen, hier fließt und bereit ist, alles mitzunehmen. Beobachten Sie und spüren Sie die Kraft, mit der dieses Wasser bereitwillig alles fortträgt.

Geben Sie ihm Ihre Detox-Themen mit, und schauen Sie zu, wie sie im Strudel der Naturgewalt wegfließen, sich transformieren und nun als Teil in den großen Zyklus des Wasserkreislaufs eintreten. Stille.

Und um diese Erfahrung abzurunden, futtern Sie auf dem Nachhauseweg noch ein paar grüne Kräuter!

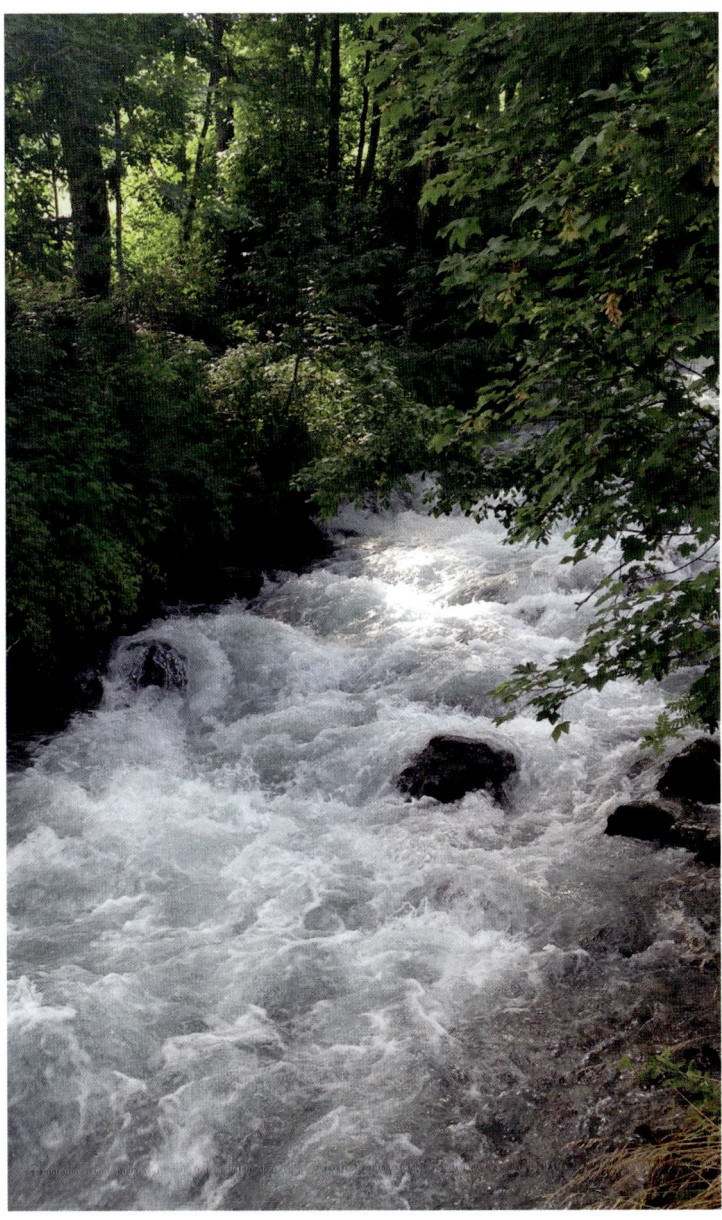

GREEN DETOX PUR

Wenn sich Ihnen die Möglichkeit bietet, frisches Quell-
oder Bergwasser zu trinken, dann haben Sie hier die
Chance, den ursprünglichsten und reinsten Grünen
Smoothie zu sich zu nehmen, den es gibt.
Pflücken Sie einige der am Wasser wachsenden essbaren
Wildkräuter, und trinken Sie das frische Wasser dazu.
Genießen Sie diese absolut ursprüngliche Kombina-
tion natürlichster Aromen! Schmecken Sie, wie sich der
Geschmack zum Beispiel des Spitzwegerichs mit dem
Wasser verbindet. Je mehr Sie das Kraut kauen, desto
feiner wird das Wasser angereichert vom grünen Leben –
Green Detox pur.

Gemüsesaft

Besonders bei den Lebensmitteln für die Detox-Aufgabe darf
frisch gepresster Saft nicht fehlen: frische lebendige Gemüsesäfte, die Essenz der Wurzelknollen, vitaminreiche Durst-
löscher, flüssige Nahrung!

Auch bei einer Darmentlastung oder Fastenzeit, wenn man
vor allem auf Ballaststoffe verzichten mag, sind die frischen
Gemüsesäfte besonders wertvoll. Sie sind roh, lebendig, frisch
und schnell zuzubereiten. Sie finden daher auch ein paar
Green-Detox-Rezepte für den Entsafter in diesem Buch. Für
mich persönlich gehören sie täglich dazu!

Der Grüne Smoothie

Grüne Smoothies – ein Thema, das Wellen schlägt. Fängt man einmal damit an, erweitert sich einfach alles: die Sichtweise, die Kreativität, der Genuss, die Klarheit, die Freude am Mixen und Vermixen … Es ist eine Lust, die positiven Veränderungen am Körper zu beobachten und sich über all das auszutauschen!

Grüne Blätter sind unsere wertvollsten Lieferanten für alle Arten von lebendigen, dem Sonnenlicht entgegenwachsenden Vitalstoffen: den Mineralien, Spurenelementen, Vitaminen, Enzymen, Aminosäuren, Bitterstoffen, sekundären Pflanzenstoffen, Ballaststoffen und natürlich dem Chlorophyll.

Chlorophyll finden wir ausschließlich in den Zellen der grünen Blätter. Es ist der Pflanzenfarbstoff, der das Licht und die Energie der Sonne in Wachstumsenergie umwandelt. Es transportiert eine Fülle an Sauerstoff in unsere Zellen und wirkt wie eine Sauerstoffkur extrem immun-

Der grüne Drink ist echt und ehrlich – lebendige Nahrung, die klärt!

stärkend und verjüngend. Dadurch wirkt Chlorophyll auch vorbeugend gegen viele Krankheiten, allen voran Krebs, der am ehesten in saurem anaerobem Milieu wächst!

Um dieses Wunderwerk der Natur freizusetzen und für uns zugänglich zu machen, haben wir seit einigen Jahren dank moderner Technik den Grünen Smoothie. Er inspiriert uns, mit seiner puren Lebensenergie den Staub aus allen Ecken zu fegen, und das sowohl im Innen als auch im Außen und im Wörtlichen wie im Übertragenen.

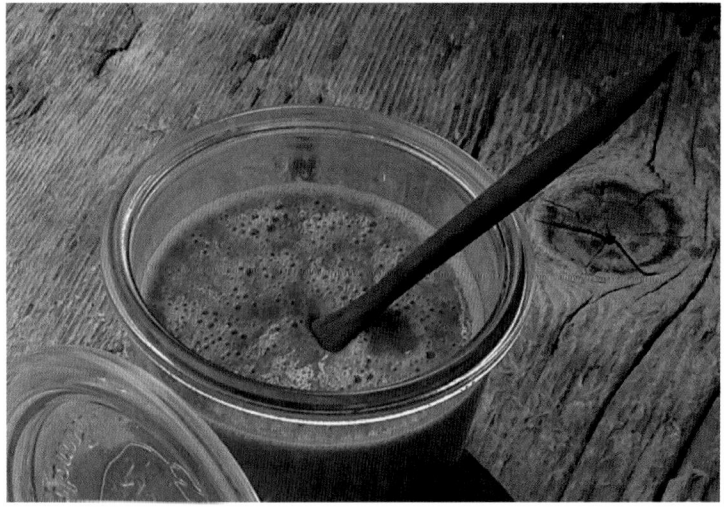

Zur Herstellung eines Grünen Smoothies benötigen Sie Folgendes:

- grüne Blätter und/oder Wildkräuter,
- Obst (bei Green Detox natürlich eher wenig!),
- stilles Wasser (etwa ein Drittel bis zur Hälfte des gefüllten Mixbehälters) und
- einen Hochleistungsmixer zur Aufspaltung der Zellulose im grünen Blatt.

Durch die Menge des Wassers können Sie individuell beeinflussen, ob Sie den Grünen Smoothie lieber löffeln oder trinken möchten. Dies kann sich nach Belieben täglich ändern.

Wir unterstützen also mit jedem Grünen Smoothie, der mindestens die 50-zu-50-Mischung Blatt zu Obst hat, besser noch das Verhältnis von 70 zu 30 Blatt zu Obst, unsere Organe und alle unsere Zellen. Unsere Leber, Galle und Nieren brauchen und lieben Bitterstoffe, durch die sie unterstützt werden, ihre Tätigkeit durchzuführen.

Tipps für Einsteiger

Wenn Sie, durch dieses Buch inspiriert, Ihre ersten Grünen Smoothies mixen, sollten Sie vielleicht einige zusätzliche Dinge berücksichtigen.

Für manche Menschen ist der bittere Geschmack der Blätter extrem fremd und gewöhnungsbedürftig. »Weniger ist mehr«, lautet an dieser Stelle ein wichtiger Grundsatz. Tasten Sie sich langsam heran in dem Wissen, es geht um das Chlorophyll, die Bitterstoffe, die Vitalstoffe im grünen aufgespaltenen Blatt. Das ist der Fokus, den es nach und nach zu erweitern gilt. Erkennen Sie das einmalig Frische, Rohköstliche, Lebendige, und tasten Sie sich über diese Brücke an das Thema »grüner Genuss« heran!

Beginnen Sie mit kultiviertem, eher geschmacksneutralem Grün, zum Beispiel Spinat oder auch Salat.

Die Wildkräuter bringen sehr intensive Geschmacksnuancen sowie starke Energie und Bitterstoffe mit! Schon ein paar Blätter Löwenzahn auf Ihren 2-Liter-Behälter machen einen spürbaren Unterschied in Geschmack und Energie und setzen im Körper einen intensiveren Prozess in Gang.

Da wir den Fokus auf die Entgiftung und Reduzierung der Übersäuerung legen, nehmen Sie wenig Obst, eventuell einen Tropfen Stevia oder einen Apfel, der die Entgiftung über den Darm gut unterstützt. Auch die Salatgurke eignet sich hervorragend, der Stangensellerie, die Zitrone... Sie können ebenso eine eingeweichte Dattel hinzunehmen und versuchen, auch diese die nächsten Tage wegzulassen oder zu reduzieren. Das ist das Ziel. Wie schnell Sie es erreichen, ist Ihnen überlassen! Je weniger Fruchtzucker Sie in Form von frischem oder getrocknetem Obst verwenden, umso basischer wirkt der grüne Drink und umso wertvoller ist er für Ihren Entgiftungsprozess! Lassen Sie sich jeden Tag, egal in welcher Jahreszeit, von ihm begleiten.

Grüne Blätter schmecken einfach lebendig – sie geben uns pure Lebensenergie und Licht!

Machen Sie doch jetzt mal eine Pause, legen Sie das Buch zur Seite, und mixen Sie sich einen Grünen Smoothie. Erfreuen Sie sich daran, und erkunden Sie, was wirkliche, echte Nahrung bedeutet und wie sie schmeckt.

Eine Möglichkeit wäre auch, das Grün ohne Wasser zu mixen und das Mus als Hauptmahlzeit zu genießen. Das Weglassen einer Verdünnung kann sehr bekömmlich sein.

Der Hochleistungsmixer

Zur optimalen Herstellung von Grünen Smoothies werden seit einigen Jahren speziell dafür konzipierte Hochleistungsmixer produziert. Diese sind durch ein ausgeklügeltes System fähig, alle Bestandteile des grünen Blattes aufzuspalten und uns so die ganze Fülle der Vitalstoffe in der Blattzelle – allen voran das Chlorophyll – freizusetzen!

Durch eine Kombination aus Hochleistungsmotor mit einer Leistung von circa 2 PS (bis zu 1,5 Kilowatt) und ab circa 28 000 Umdrehungen pro Minute, einem speziellen Messerblock und einem BPA-freien Mixbehälter lassen diese Mixer aus den stärksten Wildkräutern manchmal schon in einer Minute einen perfekten Grünen Smoothie entstehen. Nach Firmenangaben zeigen Untersuchungsergebnisse, dass zum Beispiel beim OmniBlend V – einem von mehreren geeigneten Hochleistungsmixern – ein zweiminütiger Mixvorgang von Spinat 95,2 Prozent des enthaltenen Chlorophylls freisetzt (den Link zum Labortest finden Sie im Anhang).

So haben wir mit diesen Hochleistungsmixern sozusagen eine »wundervolle Krücke« für unsere leider nicht mehr ausreichend kraftvollen Kiefer, die mit ihrer Beißkraft – verglichen mit unseren frühen Vorfahren – nur Bruchteile der Blattbestandteile und somit der Vitalstoffe freisetzen können. Das Besondere am Hochleistungsmixer ist auch, dass wir es durch die absolut feine Pürierung auf Zellebene mit einer Art vorverdauten Nahrung zu tun haben.

Hier kommt jetzt die energetische Besonderheit ins Spiel. Unsere Verdauungsvorgänge benötigen immens viel Energie. Der Grüne Smoothie – nüchtern getrunken – fließt direkt durch den Magen in den Darm hinein, er muss dort nicht verstoffwechselt werden und kann innerhalb weniger Sekunden an unser Körpersystem und somit unsere Zellen, unser Blut, unsere bedürftigen Entgiftungsorgane weitergegeben werden.

Achtung: Stark obstlastige »Grüne« Smoothies wirken fast genauso übersäuernd wie reine Frucht-Smoothies.

Mixen Sie nun die Wildkräuter mit einem »normalen« Haushaltsmixer, haben Sie eine unglaubliche Menge an nicht aufgespaltener Zellulose, die Ihr Magen nicht verstoffwechseln kann. Wir haben kein Verdauungsferment, das in der Lage ist, Zellulose für uns verdaulich zu machen, also aufzuspalten. Nur Wiederkäuer, zum Beispiel Kühe, sind dazu in der Lage, einen großen Teil der Zellulose zu verdauen.

Also landen die nicht aufgespaltenen Blattfetzen in Ihrem Magen, die dieser mit großer energetischer Anstrengung zu verstoffwechseln versucht und dann unaufgespalten weiterleitet. Der nur halb aufgespaltene Grüne Smoothie ist also nicht »vorverdaut« (fein püriert), er kann somit nicht durch den Magen hindurchfließen. Die direkte Aufnahme der Energie über den Darm kann nicht stattfinden. Es kommt möglicherweise zu Irritationen im Verdauungstrakt, zu Gärprozessen und Wechselwirkungen mit weiteren Nahrungsmitteln.

Es kommen nur Bruchteile der Energie im Körper an, und trotzdem ist es gut möglich, dass Sie schon diesen kleinen Anteil an lebendiger Zellnahrung positiv wahrnehmen! Denn bereits die Mehraufnahme von fünf bis zehn Prozent an lebendigen Nahrungsbestandteilen ist ein Plus neben dem, was wir gemeinhin im Alltag an energetischer Nahrung gewohnt sind.

Im nachfolgenden Kapitel finden Sie eine Auflistung der Früchte und Zutaten, die wunderbar mit der Green-Detox-Idee harmonieren. Geben Sie Körper, Geist und Seele eine Zeit der Eingewöhnung, achten Sie auf die Stärke Ihrer Entgiftungserscheinungen, und handeln Sie danach.

Sobald Ihre »innere Freude« Ihnen »grünes Licht« zu den Wildkräutern signalisiert, legen Sie los. Das kann der Spitzwegerich oder auch die Brennnessel sein, unsere beiden Allround-Talente, oder ein Kraut, das direkt vor Ihrer Haustüre wächst oder bei einer Kräuterwanderung Ihre ganze Aufmerksamkeit auf sich gezogen hat.

Denken Sie parallel zu dem Einstieg in die grüne Zellnahrung an den beginnenden Prozess der Entgiftung, und unterstützen Sie Ihren Körper, die nun freigegebenen Altlasten auszuleiten. Trinken Sie viel mineralstoffarmes stilles Wasser, trinken Sie Tees, oder machen Sie sich Aufgüsse eines ausleitenden Krauts, zum Beispiel der Brennnessel. (Lesen Sie dazu im Kapitel 6 in den Abschnitten »Die gezielte Ausleitung« und »Weitere Green-Detox-Unterstützer«, wie Sie Ihrem Körper bei der Ausleitung behilflich sein können.)

Obst, Superfoods und Gewürze

Das Herantasten an die reinen Bitterstoffe im grünen Blatt ist für viele eine kleine Reise. Das Ziel dieser Reise ist das genüssliche Essen eines Blatts des Spitzwegerichs oder des Löwenzahns sowie der Genuss eines Grünen Smoothies mit sehr wenig oder gar keinem Obstanteil. Dann nämlich wandert der ganze Vitalstoffanteil der Pflanzen direkt zu den Entgiftungsorganen und unterstützt diese durch die Bitter- und Gerbstoffe bei ihrer Tätigkeit. Um den Weg aber etwas zu erleichtern, finden Sie hier einige spezielle Früchte und Gewürze, die Ihren Green-Detox-Weg gezielt unterstützen können und gleichzeitig die geschmackliche Variation im Grünen Smoothie oder grundsätzlich in der Green-Detox-Küche mitbringen. Bitte achten Sie bei allen Produkten auf ihre Rohkostqualität!

Algen

Algen zählen grundsätzlich zu den nährstoffreichsten Pflanzen, die wir als Teil unserer Nahrung zu uns nehmen können. Es gibt sehr viele verschiedene Arten und Verwendungsmöglichkeiten von Algen. Die Chlorella-Alge zum Beispiel besticht durch ihre vielen verschiedenen Inhaltsstoffe, die in einer hohen Bioverfügbarkeit vorliegen, also von uns Menschen sehr gut aufgenommen werden können. Sie gehört zu der Kategorie der Pflanzenalgen. Die Spirulina- oder auch die Afa-Alge gehören in den Bereich der Blaualgen, dabei handelt es sich um Bakterien.

Alle Algen sind Antioxidanzienwunder (siehe Glossar), haben ein Füllhorn an Aminosäuren, Enzymen wie auch Mineralstoffen und sind eine natürliche Jodquelle. Sie unterstützen unseren Stoffwechsel und Mineralstoffhaushalt auf vielfache Weise. (Informationen zur Chlorella-Alge, die als einzige Schwermetalle bindet und ausleitet, finden Sie im 6. Kapitel.)

Apfel

Der Apfel hat zwar – je nach Reife – rund zwölf Prozent Zucker, übt aber kaum Einfluss auf den Blutzuckerspiegel aus. Vor allem der frische Apfel, gepresst oder gemixt, ist besonders wirkungsvoll und bekömmlich für unser Verdauungssystem und die Reinigung des Körpers. Durch seinen hohen Anteil an Pektin hat der Apfel das Vermögen, Gifte zu lösen und den Darm anzuregen, die Toxine auch auszuscheiden – vor allem, wenn er vor dem Verzehr zerkleinert wurde.

Außerdem enthält der Apfel zahlreiche Vitamine, A, B_1 und B_2, C und E und Mineralien und Spurenelemente wie Eisen, Magnesium, Mangan, Phosphor, Kalium, Silizium, Natrium, Schwefel, Chlor und Kupfer. Die vor allem in sauren Äpfeln enthaltene Säure regt die Verdauung an und stärkt die Magenschleimhaut.

Brokkoli

Brokkoli ist eine Kohlsorte. Er ist reich an Vitamin C und Folsäure, hat viel Eisen, Kalium und Magnesium. Das Besondere am Brokkoli ist ein Senföl, das Sulforaphan, das mittlerweile dank seiner krebsbekämpfenden Eigenschaften auch in der Wissenschaft immer mehr Anklang findet. Roh ist der Brokkoli daher ein sehr wertvolles Gemüse.

Natürlich sollten im Grünen Smoothie oder im Salat auch die wunderbaren Blätter verwendet werden.

Brombeere

Die schwarze Farbe der Brombeere zeigt uns ihren hohen Gehalt an Anthocyanen. Sie hat dadurch eine hohe gesundheitsfördernde Wirkung auf das Immunsystem wie auch auf die Zellerneuerung.

Die Brombeere ist reich an Vitamin C und E sowie an Carotinoiden, der Vorstufe zum Vitamin A. Sie enthält gesunde Mineralien wie Eisen, Calcium und Magnesium.

Cayennepfeffer

Cayennepfeffer ist die scharfe Variante der Paprikaschote. Und genau diese Schärfe, hervorgerufen durch einen Stoff namens Capsaicin, regt die Neugierde der Forschung an. Capsaicin verdünnt das Blut, senkt den Blutzucker, regt die Verdauung an und ist ein starkes Antioxidans. Beeinflusst positiv die Zellerneuerung als auch die Reduzierung des oxidativen Stresses, hervorgerufen durch die freien Radikale.

Goji-Beere

Goji-Beeren gehören ebenfalls zu den Antioxidanzienwundern und gelten als nährstoffreichste Frucht der Erde. Neben zahlreichen Mineralien, Spurenelementen und Vitaminen liefern sie viele sekundäre Pflanzenstoffe, die für unsere Gesundheit essenziell sind.

Granatapfel

Dem Granatapfel wird ein starker und vor allem sehr vielseitiger Effekt zugesprochen. So heißt es, dass die erstaunliche Wirkung des Granatapfels dem Zusammenspiel *aller* seiner natürlichen Inhaltsstoffe zuzuschreiben sei und einzelne isolierte Bestandteile diesbezüglich nicht annähernd so gut punkten können!

Der Granatapfel ist grundsätzlich durchblutungsfördernd und verdauungsregulierend. Er wirkt nicht nur entgiftend, sondern reguliert auch unsere Blutfette und hat antioxidative Wirkung!

Grapefruit

Achtung: Die Grapefruit kann die Aufnahme bestimmter Arzneien pharmazeutischer Herkunft reduzieren. Bitte erkundigen Sie sich, sollten Sie regelmäßige Einnahmen benötigen.

Die Grapefruit ist bitter, und genau darin liegt ihr Geschenk. Die Leber liebt die Bitterstoffe der Grapefruit, unterstützen sie doch massiv unseren Fettstoffwechsel. Zudem bringt die Frucht reichlich Vitamin C mit, und ihr Saft hat einen reinigenden Effekt auf Darm, Nieren und Haut.

Grünkohl

Der Grünkohl ist unser regionales Winter-Superfood Nummer eins. Er bietet eine Schatzkammer an Vitalstoffen, hat viel Eisen, die Vitamine A, C, K und Folsäure, Calcium, Magnesium und Omega-3-Fettsäuren. Er ist eiweißhaltig. Sein Reichtum an sekundären Pflanzenstoffen, nachgewiesen sind 45 verschiedene, und die enthaltenen Antioxidanzien machen ihn zu einem besonderen grünen Nahrungsmittel, das schon Einzug in die Krebsvorsorge genommen hat!

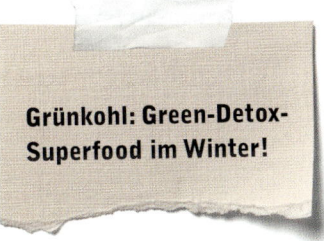

Grünkohl: Green-Detox-Superfood im Winter!

Hagebutte

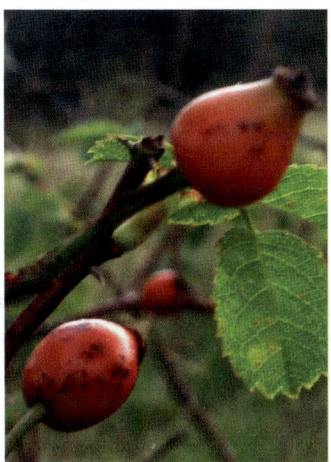

Die Hagebutte ist die Frucht der Wild- oder Heckenrose. Sie reift erst im Herbst, ist also ein regionales und spät im Jahr verfügbares Vitamin-C-Paket. Gut roh im Grünen Smoothie zu verarbeiten, schenkt sie uns ihre heimischen Vitamine und Mineralstoffe. Der rote Farbstoff der Hagebutte ist das Lycopin, ein starkes Antioxidans und ein Radikalfänger, der Stress in Körper und Zellen reduziert. Auch ist in der Hagebutte ein Öl enthalten, das besonders hoch an ungesättigten Fettsäuren ist und viel Vitamin A enthält.

Die feinen juckenden Haare brechen übrigens – ähnlich wie bei der Brennnessel – beim Mixvorgang! Die Blätter der Rose mixen wir selbstverständlich mit!

Heidelbeere

Auch bei der Heidelbeere (Blaubeere) zeigt uns die dunkle Farbe einen hohen Gehalt an Anthocyanen (Flavonoiden), die sich stark positiv auf die Zellerneuerung und grundsätzlich gesundheitsfördernd auswirken. Nutzen Sie also die kurze Saison der Heidelbeeren, und essen Sie sie dann ruhig täglich!

Himbeere

Himbeeren gelten generell als besonders vielfältig in ihrer Wirkung. Sie unterstützen die Leber bei der Entgiftung, entwässern und sind stoffwechselaktivierend. Also ein Obst, das sich wunderbar in den Green-Detox-Weg mit einbauen lässt.

Himbeeren enthalten Kalium, Eisen, Magnesium, Phosphor, auch Salicylsäure, Pektin, Gerbstoffe und Flavone. Auch sind sie reich an Provitamin A, Vitamin B und C.

Ingwer

Ingwer ist ein Klassiker in der Detox-Welt. Er wärmt von innen und eignet sich daher ganz besonders in der kühlen Jahreszeit als Zugabe im Grünen Smoothie. Seine besondere Wirkung auf unseren Kreislauf und die Verdauung wird seinem hohen Gehalt an ätherischem Öl und Schärfe zugesprochen. So fördert er die Verbrennung, wirkt stark auf den Magen und kann daher gut bei Übelkeit verwendet werden. Ingwer enthält zudem Vitamin C, Magnesium, Eisen, Calcium, Kalium, Natrium und Phosphor.

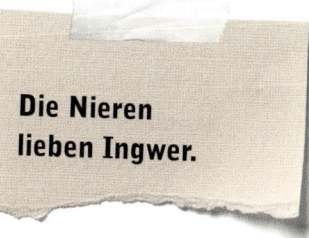

Die Nieren lieben Ingwer.

Kardamom

Kardamom ist ein asiatisches Gewürz, das zur Familie der Ingwergewächse gehört. Im Gegensatz zu anderen Ingwerverwandten wird beim Kardamom die Frucht genutzt, nicht der Wurzelstock. Durch seine ätherischen Öle regt Kardamom die Verdauung an und wirkt Blähungen entgegen. Außerdem hat er eine entkrampfende Wirkung auf das Nervensystem und kann auch Frauenbeschwerden lindern.

Kümmel

Kümmel findet immer schon Verwendung als Beilage zu schweren und schwer verdaulichen Speisen. Durch sein auch sehr geruchsbestimmendes ätherisches Öl unterstützt er den Stoffwechsel, die

Der Wiesenkümmel wächst auch bei uns – eine doldenartige weiße oder rötliche Pflanze.

Freisetzung von Gallensäuren, hilft, den Darm in eine neue Balance zu bringen, und fördert die Sekretion des Magensafts.

Kümmel wirkt stark gegen Darmpilze und Bakterien und wird auch aus diesem Grund sehr geschätzt. Er lässt sich gut als unterstützende Würzalternative mit in die Detox-Küche einarbeiten.

Kurkuma

Kurkuma ist eine Pflanze aus der Familie der Ingwergewächse. Die gelbe Wurzel ist auch unter dem Namen »Gelbwurz« bekannt. Sie hat eine sehr starke Farbwirkung und ist bei uns als Wurzel oder als Pulver erhältlich. (Der Farbstoff heißt »Curcumin« und findet auch, als »E100« gekennzeichnet, zur Färbung von Lebensmitteln Verwendung.)

Kurkuma ist ein wahres Gallemittel, es regt die Produktion der Galle so stark an, dass sich eine gestörte Fettverdauung beim Menschen deutlich positiv verändern kann. Somit häufig auch die damit verbundenen Begleiterscheinungen wie Völlegefühl, Sodbrennen und Blähungen. Die starken ätherischen Öle in der Pflanze (3 bis 5 Prozent) wirken zusätzlich positiv auf die Entkrampfung von Magen und Darm. Kurkuma wirkt sich nachhaltig auf die Regulierung der Magensaftproduktion aus.

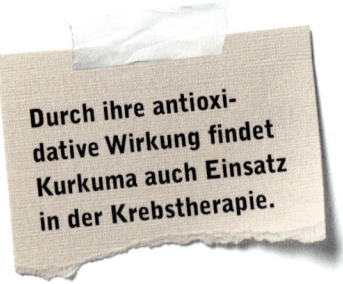

Durch ihre antioxidative Wirkung findet Kurkuma auch Einsatz in der Krebstherapie.

Matcha-Tee

Der Matcha-Tee ist ein Grünteepulver, das sich wunderbar als Alternative zum Kaffee anbietet. Er belebt durch seinen Koffeingehalt und bringt zusätzlich sehr hochwertige Inhaltsstoffe, Vitamine, Mineralien, Spurenelemente und Aminosäuren mit.

Der Matcha-Tee vermittelt geistige Klarheit, stärkt die Konzentration und entspannt gleichzeitig. Auch unterstützt er unser Immunsystem. Ein sehr hochwertiges Getränk!

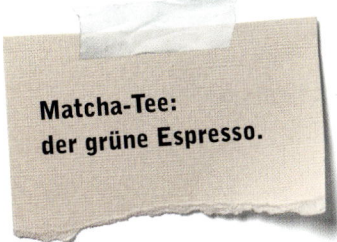

Matcha-Tee:
der grüne Espresso.

Moringa

Moringa ist der Lebensbaum, eine Pflanze, die mit einer unendlichen Fülle an Nährstoffen gesegnet ist und circa drei bis acht Meter im Jahr wächst.

Moringa enthält zahlreiche wirksame sekundäre Pflanzenstoffe sowie rund 46 verschiedene Antioxidanzien. Man hat in ihm nicht nur eine der reichsten Antioxidanzienquellen gefunden, sondern auch eine Pflanze mit dem bisher höchsten ermittelten Anteil an Chlorophyll.

Bei einer Entgiftung kann Moringa nur positive Begleiterscheinungen bringen, da er unseren Organismus füttert und nährt und dadurch den Stoffwechsel in Gang hält. Zudem entgiften wir mit Hilfe des Chlorophylls und unterstützen unseren Körper, gesunde Zellen zu produzieren.

Moringa enthält die Vitamine A,

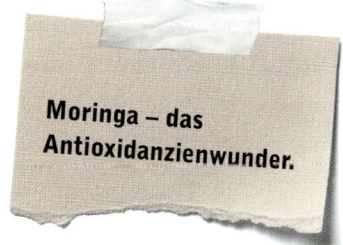

Moringa – das
Antioxidanzienwunder.

B$_1$, B$_2$, B$_3$, B$_6$, B$_7$, C, D, E, K sowie allen voran die Mineralien und Spurenelemente Calcium, Magnesium, Mangan und Zink sowie Eisen, Kupfer und Kalium.

Für eine Green Detox unterstützende Kur kann man jeden Tag einen halben Teelöffel Moringapulver in den Grünen Smoothie geben!

Nelke

Die Gewürznelke ist sehr stark basisch. Sie zählt zu den besten uns zur Verfügung stehenden Antioxidanzien. Geben Sie immer wieder eine Prise Nelke in Ihre Nahrung, gleich ob in den Grünen Smoothie, den Tee oder auch die Suppe.

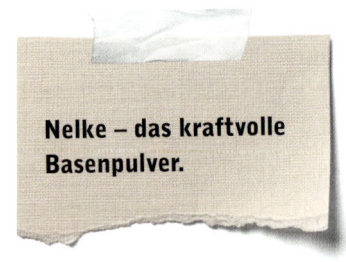

Nelke – das kraftvolle Basenpulver.

Salatgurke

Die Salat- oder auch Landgurke ist ein Superfood und sollte bei einer körperlichen Entgiftung nicht fehlen. Sie ist eine der basenreichsten Pflanzen, die wir haben. Besonders zuverlässig auch, da sie uns das ganze Jahr in biologischer Qualität zur Verfügung steht! Sie gehört in die Familie der Kürbisgewächse.

Die Salatgurke hat nicht nur durch ihren hohen Wassergehalt viele Elektrolyte, sie reinigt und entgiftet auch den Darm und die Nieren. Sie enthält viel Calcium, Magnesium, Schwefel und Vitamine, und ihre Schale ist besonders reich an Kieselsäure (Silizium).

Sanddorn

Der Sanddorn wächst, wie sein Name schon sagt, hauptsächlich auf sandigem Boden. Wir finden ihn daher vermehrt im Norden Deutschlands.

Er ist eine unserer vitaminreichsten heimischen Pflanzen. Die Beeren sind im Herbst zu sammeln, aber auch noch nach dem ersten Frost. In gefrorenem Zustand lassen sie sich am besten vom Stängel abpflücken.

Auch wenn ich persönlich kein Freund von eingefrorenen Nahrungsmitteln bin, legen Sie sich einen Vorrat an gefrorenen Sanddornbeeren an, sie schmecken einfach wunderbar im Grünen Smoothie und liefern eben »heimisches Vitamin C«. Die Blätter sind essbar.

> **Verarbeiten Sie den Sanddorn roh, durch das Erhitzen reduzieren sich die wertvollen Inhaltsstoffe stark.**

Stangensellerie

Der Stangensellerie regt die Reinigung und Entschlackung über die Nieren an und entlastet das Lymphsystem. Er fördert den Gallenfluss und wirkt roh geraspelt sehr positiv auf unseren Verdauungstrakt. Sellerie hat eine hervorragende basische sowie beruhigende und entspannende Wirkung. Er fördert den Entschlackungs- und Heilungsprozess auch durch seinen hohen Gehalt an ätherischen Ölen und Bitterstoffen.

> **Lagern Sie Stangensellerie nicht gemeinsam mit Obst, da er dann schneller verdirbt.**

Stangensellerie enthält die Vitamine A, B_1, B_6, C, E, K und Niacin, Calcium, Eisen, Kalium, Kupfer, Mangan, Molybdän, Natrium, Phosphor, Selen, Silizium, Zink, Schwefel, Apiol (ätherisches Öl), pflanzliche hormonähnliche Stoffe und vor allem in den Blättern Bitterstoffe und Chlorophyll.

Wassermelone

Die Wassermelone nährt uns im Sommer mit ihrer ganzen Frische. Durch ihren geringen Natriumgehalt ist sie ein guter Entgifter und wahrer Nierenklärer, entwässernd und reinigend. Auch die Kerne und die Schale sollten Sie verwenden. Die Wassermelone enthält Vitamine, Mineralstoffe, Eiweiß und Fette. Reich an Vitamin A und C sowie vielen B-Vitaminen, hat sie auch jede Menge Spurenelemente, allen voran Eisen, Zink, Jod und andere mehr sowie Mineralstoffe. Sie liefert Aminosäuren und pflanzliche Eiweiße.

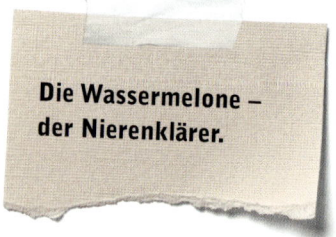

Die Wassermelone – der Nierenklärer.

Weizengras (Dinkelgras)

Weizengras ist ein absolutes Superfood. Es wirkt stark alkalisierend – und auch verjüngend. Seine Reichhaltigkeit an Chlorophyll ist enorm, zudem ist Weizengras ein Wunderwerk an Vitaminen, Mineralstoffen, Enzymen – allen voran Vitamin

Weizen- oder Dinkelgraspulver ist das Chlorophyll für unterwegs.

C, E und B$_1$, Calcium, Eisen, Magnesium – und auch pflanzlichem Eiweiß. Man kann es frisch gepresst trinken, ich persönlich nehme es auch im Grünen Smoothie als Teil des Blattgrüns, und es gibt hochwertige Weizengraspulver.

Zimt

Relativ unbekannt ist, dass Zimt ein ausgesprochen vielfältiges Heilmittel ist. Es gibt kaum ein Leiden, das man nicht mit Zimt lindern kann.

Er wirkt antibakteriell, adstringierend, auswurffördernd, harntreibend, krampflösend, schleimlösend, schmerzstillend, schweißtreibend, tonisierend, wärmend und gibt auch dem Grünen Smoothie eine feine und weiche Note.

Zitrone mit Schale

Verwenden Sie ausschließlich unbehandelte Bio-Zitronen, denn die Schale ist das ganz Besondere dieser Frucht. Sie enthält rund zehnmal mehr Vitamin C als das Innere und sollte daher unbedingt genutzt werden. Die äußere sowie die weiße innere Hülle bringen besonders viele Antioxidanzien in den menschlichen Körper. Sie schützen uns so, als täglicher Teil unserer Nahrung, auch vor Krebs und stärken das Immunsystem. Nicht nur im Grünen Smoothie schmeckt ein Stück Zitronenschale extrem erfrischend, sondern auch geriebene Zitrone im Salat oder in jedem anderen Gericht. Probieren Sie es aus!

Rohe gesättigte Fette

Zur Umstellung auf eine nachhaltig gesündere Ernährung gehört neben der weitreichenden Integration grüner Nahrung auch das bewusste Aufnehmen von gesunden rohen gesättigten Fetten. Diese finden Sie vor allem in

* rohem Kokosmus,
* rohem Kokosöl und
* rohen Hanfsamen.

Diese Produkte eignen sich nicht gut zur Verarbeitung im Grünen Smoothie, also als Kombination zu den grünen Blättern, und sollten getrennt davon verzehrt werden.

Rohe gesättigte Fette halten sich zur Verstoffwechslung länger im Magen auf als der Grüne Smoothie. Das reine Grün mit Obstanteil und natürlichen Fetten, Kernen und Schalen kann frei den Magen passieren und in den Darm fließen, wo die Zellnahrung aufgenommen wird. Die zusätzlich hinzugefügten Fette, wie zum Beispiel ein Kokosöl, werden im Magen abgespalten und haben so dort eine längere Verweildauer.

Aus diesem Grund ist es auch grundsätzlich empfehlenswert, Rohkost immer vor gekochter Nahrung zu essen. Die Rohkost wird anders verstoffwechselt und kann über einen leeren Magen bestens verwertet und aufgenommen werden.

Kokosmus und -öl

Essen Sie jeden Morgen einen Esslöffel Kokosmus, dann haben Sie die Grundlage, um unter anderem alle fettlöslichen

Vitamine aufzunehmen. Rohes Kokosmus und auch -öl werden sehr gut im menschlichen Körper absorbiert und nähren den gesunden Fettstoffwechsel.

Kokosöl ist reich an Eiweiß, Vitaminen – allen voran die Vitamine B und E – Mineralien und Spurenelemente Calcium, Magnesium, Kalium, Phosphor und Zink. Auch finden sich viele sekundäre Pflanzenstoffe in der Kokosnuss, natürliche Fettsäuren, Ballaststoffe sowie Enzyme.

Das Besondere im Kokosöl ist der hohe Anteil an Laurinsäure (circa 50 Prozent), einer wichtigen Fettsäure, die auch Bestandteil der Muttermilch ist. In vielen Studien ist ihre Bedeutung für unsere Gesundheit belegt. Sie wirkt gegen Bakterien, Pilze, Hefen und Viren. Im Fruchtfleisch finden wir zudem noch Folsäure und Selen.

Rohe Hanfsamen

Hanfsamen sind sehr proteinhaltig, eignen sich also wunderbar, um den Bedarf an pflanzlichem Eiweiß zu decken. Zudem haben sie ein ausgewogenes Verhältnis von Omega-6- zu Omega-3-Fettsäuren. Dieses Verhältnis sollte der Weltgesundheitsorganisation (WHO) zufolge bei circa 4 zu 1 liegen. Mit unserer normalen Kost liegt es eher bei 20 zu 1 bis 50 zu 1. Für alle Menschen, die keinen Fisch essen, können die Hanfsamen diesen Ausgleich schaffen. Auch Leinöl hat einen hohen Anteil an Omega-3-Fettsäuren und kann zum Ausgleich genommen werden.

Bauen Sie die Hanfsamen regelmäßig in Ihr Essen mit ein, zum Beispiel über den Salat gestreut oder mit Wasser im Mixer als Hanfmilch zubereitet.

SELBSTGEMACHTE HANFMILCH

50 g geschälte rohe Hanfsamen
500 ml reines stilles Wasser
1 EL roher Agavensirup

Circa 2 Minuten mixen und danach durch ein ganz feines Sieb geben.

Aufbauend auf dieser Hanfmilch (diese lässt sich alternativ auch mit eingeweichten Mandeln oder Cashewkernen herstellen) können Sie sich zum Beispiel am Vormittag einen leckeren Antioxidanzien-Shake mixen.

DER ANTIOXIDANZIEN-SHAKE

1 Becher selbstgemachte pflanzliche Milch
½ TL Matcha-Tee-Pulver
½ TL Weizengraspulver
¼ TL Moringapulver

Alles in den Mixer geben und eine Weile laufen lassen, bis der Shake eine leicht warme Temperatur erhält.

Als Grundlage können Sie Reis-, Kokos-, Hanf-, Mandel- oder Cashewmilch nehmen.

Alle drei Pulver haben einen sehr hohen Anteil an Antioxidanzien.

Der vegane Drink ist sehr bekömmlich, da gluten-, laktose- und zuckerfrei – und zudem super lecker und gesund. Auch kann dieser leicht grüne Shake Ihre Klarheit und den Wunsch nach Klärung stark unterstützen! Ein wunderbarer Kaffeeersatz!

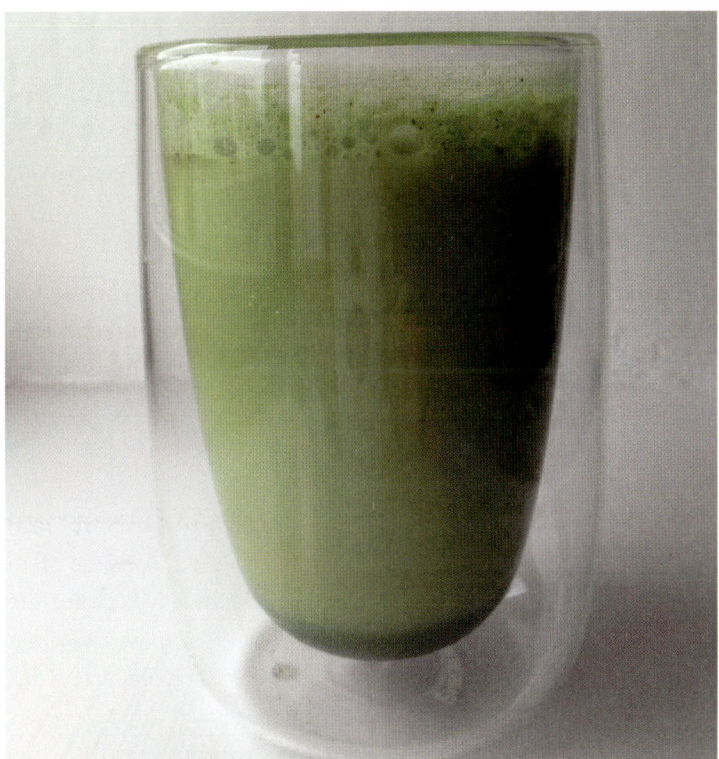

Der Geschmack von Grün

Und nun kommen wir zu den ersten Rezepten für frische Grüne Smoothies und Kräuterauszüge. Hier finden Sie einige Detox-Ansätze, die Ihnen zwar Ideen vorgeben, aber Ihnen auch die Freiheit lassen, Ihre eigenen Kombinationen zu wählen.

DER BLUTREINIGER

Kräuter wie zum Beispiel Bärlauch, Borretsch, Brennnessel-spitzen, Gänseblümchen, Kapuzinerkresse, Labkraut, Löwen-zahn, Petersilie, Schafgarbe, Taubnessel, Wegerich und auch Rucola oder Feldsalat
Obst und Gewürze
reines stilles Wasser

Sammeln oder kaufen Sie für diesen Smoothie Kräuter, die den blutreinigenden Effekt stark unterstützen, wie zum Beispiel die oben genannten. Geben Sie zum Grün Ihren Anteil an Obst und Gewürzen sowie reines stilles Wasser (Wasser nach Augenmaß und Geschmack im Verhältnis 30 bis 50 zu 50 zum Grün).

Schließen Sie den Becher des Hochleistungsmixers, und betätigen Sie den Start-Knopf. Sobald Sie sehen, dass die Messer den Becherinhalt greifen, schalten Sie den Mixer auf die höchste Stufe. Je nach Leistung des Mixers kann es zwischen einer halben und einer Minute dauern, bis die Konsistenz des Drinks *smooth*, also sämig und trinkbar ist.

Mixen Sie sich Ihren individuellen Grünen Smoothie zur Reinigung Ihres Lebenssaftes und Aktivierung der Zellerneuerung! Eine Frischkur, die jung und vital hält. Machen Sie regelmäßig eine ein- bis dreiwöchige Kur mit diesem köstlichen Smoothie.

BRENNNESSELWASSER

Nehmen Sie zum Grünen Smoothie, besonders an heißen Tagen, auch mal eine Karaffe frisches Wasser, und stellen Sie einen Stängel Brennnessel hinein. Der Kaltauszug ist eine weitere Möglichkeit, die Energie und Kraft der Pflanze – ohne Hitzeeinwirkung wie beim Tee – als Teil der Nahrung einzubauen.

Das Wasser nimmt die Information und Energie der Pflanze an und steht Ihnen so als weiterer, die Entgiftung unterstützender Krafttrunk zur Verfügung.

Selbstverständlich können Sie dieses Pflanzenwasser zum Beispiel auch mit blühenden Kräutern oder Minze ansetzen.

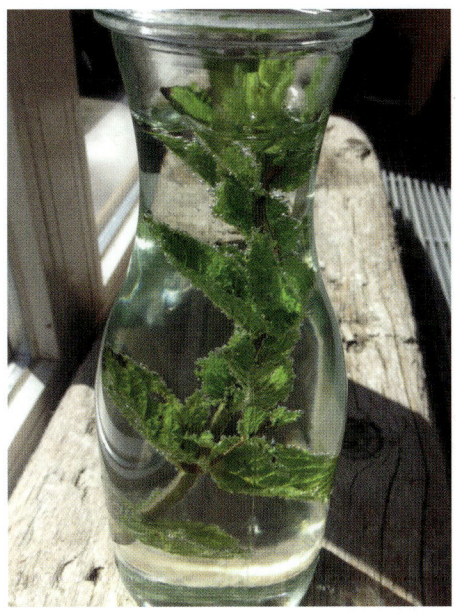

KALTAUSZUG DER HAGEBUTTE

Die Hagebutte eignet sich auch hervorragend zur Herstellung eines köstlichen vitaminreichen Kaltauszugs. Da sie roh erst entkernt werden muss, wenn nicht im Grünen Smoothie püriert, und sich durch Erhitzung ihre Vitamine und Mineralstoffe stark reduzieren, bietet sie sich wunderbar für den Kaltauszug an.

Dafür die Früchte aufschneiden und acht bis zwölf Stunden zugedeckt ins kalte Wasser legen. Am nächsten Morgen abseihen und in kleinen Mengen trinken!

4. DIE KRAFT DER RHYTHMEN

Es ist so angenehm, zugleich die Natur und sich selbst
zu erforschen, weder ihr noch dem eigenen Geist Gewalt
anzutun, sondern beide in sanfter Wechselwirkung
miteinander ins Gleichgewicht zu bringen.

Johann Wolfgang von Goethe

Jedem Lebewesen wohnt eine Vielfalt natürlicher Rhythmen inne, die in der Wissenschaft im Bereich der Chronobiologie erforscht werden. Zu den angeborenen biologischen Rhythmen zählen die Atem- und Herzfrequenz, der Blutdruck wie auch die Leber- und Nierenfunktion. Wir reagieren stark auf den Tages- und Nachtrhythmus, der jedoch bei einigen Menschen aus dem Lot geraten ist. Wer zum Beispiel abends spät isst und nachts aktiv ist, hat ein ähnliches Thema wie die Schichtarbeiter, deren Lebenszyklen deutlich von der biologischen Uhr abweichen. Grundsätzlich koppelt sich unser westlicher Lebensstil immer stärker von unserer biologischen Uhr ab.

Auch die Bewusstmachung dieser Umstände ist Teil eines langfristig ausbalancierten Lebens:

- Welche Rhythmen wohnen Ihnen inne?
- Mit welchen Rhythmen leben Sie im Ausgleich?
- Welche Rhythmen gehen mit Ihnen als Individuum in Resonanz? Wann fühlen Sie sich mit Ihrer Umgebung und sich rundherum im Reinen, atmen leicht, tief und fließend, sind frei von Spannungen und innerem Stress?

Machen Sie sich die Rhythmen der Natur bewusst, und bringen Sie Ihr Leben in eine individuelle und persönliche Schwingung. Geben Sie Ihrem Leben einen rhythmischen Ausdruck, der Ihnen guttut und Sie dabei unterstützt, dauerhaft gesund zu leben! Wenn Sie Lust auf diese Richtung verspüren, finden Sie konkret Mittel und Wege, sich mit der Bewusstmachung Ihrer eigenen Rhythmen zu beschäftigen. Ich meine hier keinen Leistungssport, sondern Bewegungen, die Ihrem natürlichen Ablauf am nächsten kommen. Also zum Beispiel ein Bewegungsworkshop, ein Wanderwochenende mit bewusstem Atmen und Meditationen, Yoga, Feldenkrais, freies Tanzen, die Palette der Angebote ist immens groß.

Atem und Herzschlag

Mit dem Atem und dem Herzschlag haben wir zwei innere Rhythmen, die wir gut wahrnehmen können. Somit sind beide für die Bewusstmachung ausschlaggebend.

Nehmen Sie die Größe dieser beiden Rhythmen wahr, die in Ihnen schlagen und wirken. Lernen Sie beide im Zusammenhang mit Ihrem Green-Detox-Weg kennen, vielleicht vor allem in den ruhigeren Ausgleichsphasen können Sie sie bewusst nutzen und einsetzen! In Ihren Atemübungen, zu denen Sie im Buch immer wieder entführt werden, in den Phasen, in denen Sie in die Ent-spannung gehen. Sauerstoff ist der entscheidende Stoff, der alles am Laufen hält, und mit reinem, tief geatmetem Sauerstoff können Sie der Aktivität Ihres Kreislaufes und Stoffwechsels konkret »neue Kraft« geben.

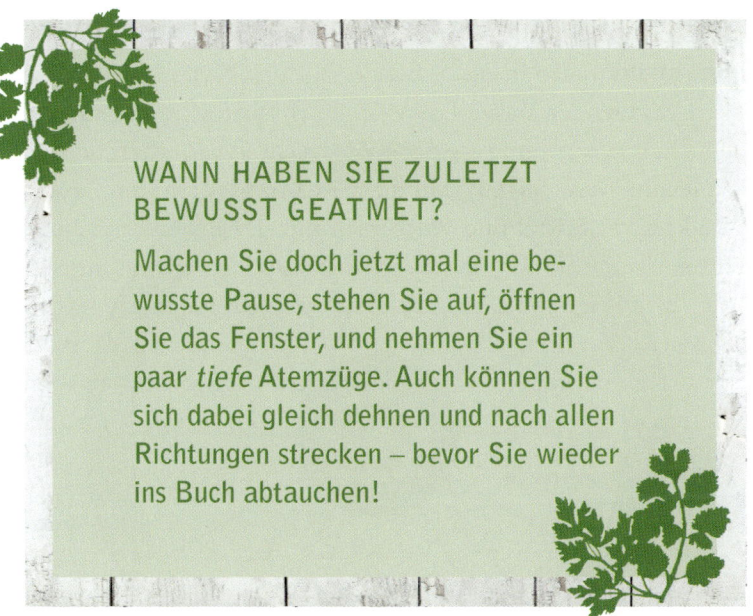

WANN HABEN SIE ZULETZT
BEWUSST GEATMET?

Machen Sie doch jetzt mal eine bewusste Pause, stehen Sie auf, öffnen
Sie das Fenster, und nehmen Sie ein
paar *tiefe* Atemzüge. Auch können Sie
sich dabei gleich dehnen und nach allen
Richtungen strecken – bevor Sie wieder
ins Buch abtauchen!

Die Organuhr

Einen weiteren Biorhythmus beschreibt die Organuhr. Sie hat
ihren Ursprung in der Traditionellen Chinesischen Medizin,
die den Menschen seit Jahrtausenden ganzheitlich betrach-
tet. Der Rhythmus unserer Organe ist vorgegeben, gibt uns
aber die Gelegenheit, diese feste Komponente zu nutzen. Jedes Organ hat eine zweistündige Hoch-Zeit, seine stärkste
und wichtigste Periode am Tag, in der es besonders aktiv ist
und unsere Unterstützung dankbar annimmt.

Sie können sich die Organuhr gezielt für Ihre Detox-Moti-
vation kopieren und an einer gut sichtbaren Stelle aufhängen.
So werden Sie immer wieder an die besondere Aktivität Ihrer

Organe erinnert und können sie bewusst positiv beeinflussen und stärken.

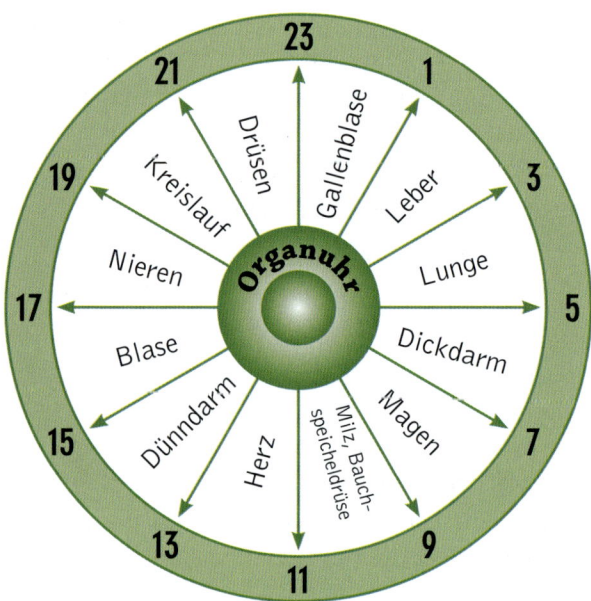

Der Rhythmus des Hungers

Alle vier bis fünf Stunden stellt sich natürlicherweise aufgrund des Blutzuckerspiegels der Hunger ein. Lassen Sie dieses Hungergefühl wieder Teil Ihres Lebens werden. Vor allem morgens ist es wertvoll, so lange mit dem Essen abzuwarten, bis Sie wirklich Hunger fühlen.

Erinnern Sie sich dann an die Tatsache, dass mit beginnendem Hungergefühl eine natürliche Phase der Entgiftung angekurbelt wird.

Die Jahreszeiten

Die Jahreszeiten sind zwar kalendarisch vorgegeben, zeigen sich aber jedes Jahr in anderer Qualität. Wann genau eine Jahreszeit anfängt, den Rhythmus Ihres Tages vorzugeben, ist immer wieder anders.

Es gibt milde Winter und verregnete Sommer. Ob der Frühling tatsächlich nun am 21. März schon da ist oder ob wir noch mit einem Meter Schnee kämpfen, ist nicht planbar. Daher ist der wetter- und temperaturabhängige Rhythmus der Jahreszeiten in Hinblick auf das Kräutersammeln mit Improvisation und Offenheit verbunden. Wir haben also die Chance, die Dinge so zu nehmen, wie sie eben sind, und unser Leben danach auszurichten. Immer wieder anders, immer wieder neu.

Kaum etwas ist in dieser Hinsicht ein so guter Lehrer wie das Wetter. Wahrscheinlich wird dieses Thema auch deshalb so stark emotional gehandelt. Es ist lebendig!

Wie stark das Wetter Ihr Leben beeinflusst, hängt größtenteils von Ihrer Einstellung ab. Ärgert Sie das Wetter, der Regen, die winterliche Kälte, oder folgen Sie dem Wunsch nach Ausgleich und Balance, ziehen sich warm an, gehen spazieren und genießen den starken Wind?

Die Wachstumsphase der Kräuter ist eng mit dem möglichen Sammeln verbunden. Im Grunde ist sie jedes Jahr ähnlich, meist von März bis Oktober lassen sich Wildkräuter sammeln. Manchmal auch von Februar bis Dezember oder von April bis Oktober. Bleiben Sie flexibel, und nutzen Sie das, was die Natur Ihnen vorgibt.

Der Mond

Auch der Mond hat einen sehr stark auf uns wirkenden Rhythmus, der sich unserem Einfluss entzieht. Manchmal ist das Wissen um diese Tatsache sehr wertvoll.

Er liefert uns einen absolut zuverlässig wirkenden 29-Tage-Zyklus, den wir uns als Grundlage für unseren individuellen Weg zu eigen machen können. Mit dem Zyklus des Mondes haben Sie einen sehr verlässlichen natürlichen Rhythmusbegleiter durch Ihr Green-Detox-Jahr.

Genau dann, wenn das Thema sich in der Mondphase widerspiegelt, ist der richtige Zeitpunkt, um loszugehen: So ist die rund vierzehntägige Phase des abnehmenden Mondes, also beginnend mit dem Vollmond, auch die Phase der besten »abnehmenden« Energien. In dieser Zeit wird ausgespült, kann der Körper besser ausatmen, er ist bereit, auszuschwitzen, abzugeben und loszulassen. Die Phase endet mit dem Tag der größten Entgiftungsbereitschaft, dem Neumond, der etwa alle 29 Tage wiederkehrt.

Der Neumond ist ein guter Tag, um mit etwas Neuem zu beginnen. Diesen Tag können Sie zum Beispiel auch mit Fasten oder mit nur flüssiger lebendiger Nahrung verbringen. Mixen Sie sich morgens zwei Liter eines kräftigen Neumond-Smoothies (siehe unten), und trinken Sie diesen über den Tag verteilt.

Wenn Sie auch auf Ballaststoffe verzichten möchten, geben Sie an diesem Tag den Grünen Smoothie durch ein

Der richtige Zeitpunkt: Der Neumond ist bekanntlich ein guter Tag, um mit etwas Neuem zu beginnen!

feines Sieb, trinken nur die reine Essenz und gestalten sich leckere frische Gemüsesäfte im Entsafter! Danach folgt die wieder vierzehntägige Phase des zunehmenden Mondes. Hier wirken aufbauende und nährende Gaben stärker! In dieser Phase können Sie mit stark nährenden vitamin- und mineralstoffreichen Pflanzen den geklärten Körper aufbauen und bewusst mit der Zugabe von Superfoods arbeiten. Am Vollmondtag wohnt den Pflanzen nach alten Überlieferungen die größte Kraft inne. (Übersichten über die aktuellen Neu- und Vollmonddaten finden Sie problemlos über die Suchmaschinen im Internet.)

Die Mondphasen

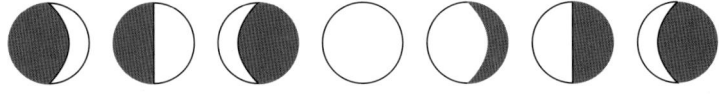

▬ DER KRAFTVOLLE NEUMOND-SMOOTHIE ▬

Gehen Sie am Morgen des Neumondtags los, sammeln Sie Kräuter, oder gehen Sie auf den Markt. Verbinden Sie sich innerlich mit der Energie und der Kraft des Neumonds, der die Menschen immer schon unterstützt hat, abzugeben, loszulassen und mit etwas Neuem zu beginnen.

Nehmen Sie ein Kraut Ihrer Wahl, oder lassen Sie die Natur entscheiden, und beobachten Sie, was Ihnen auf Ihrem Spaziergang oder bei Ihrem Einkauf begegnet.

Welches Kraut, welches Thema, welches Organ, welche Sehnsucht zieht heute Ihre Aufmerksamkeit auf sich?

Nehmen Sie etwas Obst dazu, reines stilles Wasser, und mixen Sie sich im vollen Bewusstsein der Energie des Tages Ihren grünen Neumond-Smoothie.

»Die fünf Rhythmen«

Energie bewegt sich in Wellen
Wellen bewegen sich in Mustern
Muster bewegen sich in Rhythmen
Der Mensch ist einfach nur das ...
Energie, Wellen, Muster und Rhythmus.

Gabrielle Roth

Die Bewegung des Körpers – die Aktivierung der Lymphe, der Transport des Sauerstoffs – ist ganz essenziell für einen gut funktionierenden Stoffwechsel. So unterstützt, wie schon beschrieben, jede konkrete und bewusste Bewegungseinheit den Prozess des Green-Detox-Weges. Wenn Ihnen Ihre Spaziergänge nicht ausreichen und Sie im Zuge der Bewusstmachung spüren, wie sehr sich Ihre Zellen nach frei fließenden rhythmischen Bewegungen sehnen, möchte ich Ihnen hiermit

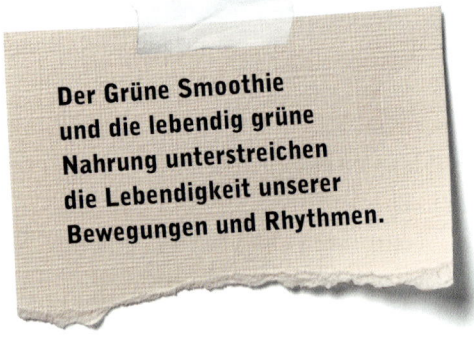

Der Grüne Smoothie und die lebendig grüne Nahrung unterstreichen die Lebendigkeit unserer Bewegungen und Rhythmen.

gern – sehen Sie es als Möglichkeit – eine meiner wertvollsten und persönlichen Begleiter beschreiben.

»Die fünf Rhythmen« sind eine Bewegungsmeditation, die vor einigen Jahrzehnten von der amerikanischen Tänzerin Gabrielle Roth ins Leben gerufen wurde. Sie selbst nannte diese Rhythmen ein »universelles Energiemuster«, eine Tanzwelle, die fünf verschiedene Rhythmen an Musik vorgibt, in denen sich der Tänzer frei und unabhängig bewegen kann. Vorgegeben werden die Rhythmen Fließen, Stakkato, Chaos, Lyrik und Stille – eine ganz wunderbare Möglichkeit, sich und seinen Rhythmen näherzukommen!

Auch hier ist der Grüne Smoothie wieder ein wunderbarer Detox-Durstlöscher – wie bei allen Bewegungen: Nehmen Sie ihn mit auf Ihre Wanderung, auf Ihren langen Spaziergang, zur sportlichen Betätigung. Der durstige Körper freut sich über die lebendige Nahrung! Er unterstreicht ganz wunderbar die Lebendigkeit der Bewegungen!

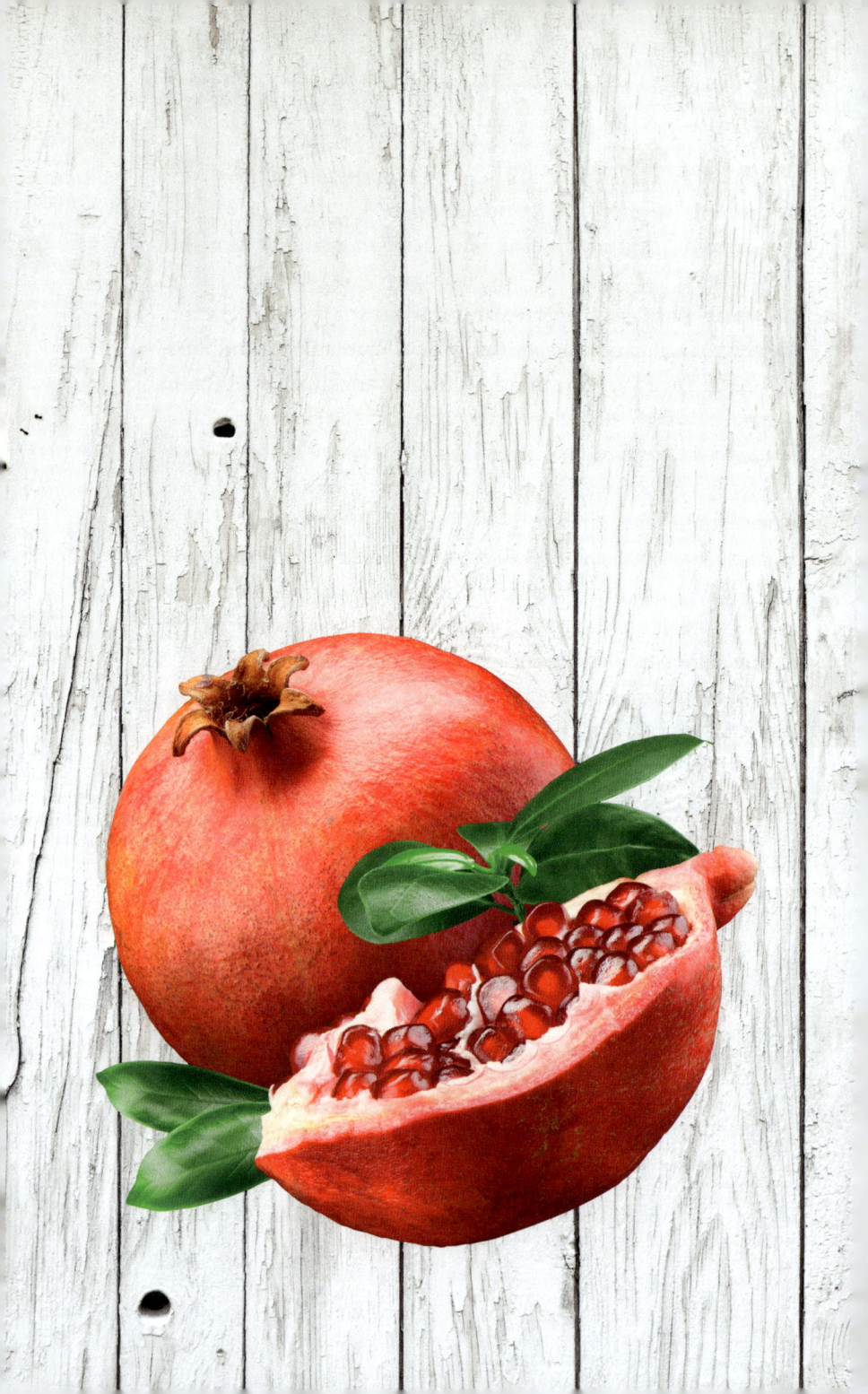

5. DIE GREEN DETOX POWER

Die Synergien, die die Natur mit sich bringt, sind für mich die Grundlage für ein gesundes Leben. Durch ihre Komplexität haben die Pflanzen ein immenses Potenzial, uns bei einem ausgeglichenen Leben zu unterstützen. Sie wirken am stärksten frisch von der Wiese, roh, lebendig!

Was bewirkt die Zerlegung eines ursprünglich Ganzen in seine Einzelteile, die isolierte Betrachtung herausgelöster Teile? Es hilft, die Einzelteile und eventuell sogar die Gesamtheit der Pflanze besser zu verstehen. Aber diese Herangehensweise soll hier nicht der Ausgangspunkt sein. Nach Aristoteles ist das Ganze nämlich mehr als die Summe seiner Teile.

Daher richtet sich mein Fokus in der Auflistung der essbaren Blätter auch nicht auf deren Inhaltsstoffe. Diese sind – zur Vermittlung eines Grundverständnisses – teilweise aufgeführt. Sie können in vielen dafür gedachten Pflanzenlexika im Detail in die einzelnen chemischen Wirkstoffe und Komponenten der Pflanze eintauchen. Empfehlen möchte ich Ihnen an dieser Stelle das Bestimmungsbuch *Essbare Wildpflanzen* von Steffen Guido Fleischhauer und anderen (siehe »Weiterführende Links und Literatur« im Anhang).

Nutzen wir die Wirkung der energetischen Einheit der Pflanze für unsere Gesundheit und unser Wohlbefinden! Die ganze Komplexität kann klärend und harmonisierend auf unser Energiesystem und auf unsere körperliche Ordnung wirken.

Als Zugang zur Pflanze als Nahrungsmittel empfehle ich Ihnen, mit dem ganzheitlichen Ansatz zu experimentieren.

Sehen, riechen, tasten, schmecken, fühlen, erfahren ... die Pflanze in ihrer ganzen Energie!

Die Synchronizität der vielen Komponenten im Wirkungs-feld einer Pflanze in Bezug auf uns Menschen gibt uns die Möglichkeit, ein erweitertes, ganzheitliches Bild wahrzuneh-men: ein Er-innern an ein Wissen, das zu früheren Zeiten in uns allen aktiv vorhanden war (siehe zur Synchronizität auch das Glossar im Anhang).

Gehen Sie nun also mit der Entscheidung für den Green-Detox-Weg in die Natur oder den nächsten Bioladen, ist diese Energie in Ihnen aktiviert. Sie tritt in Resonanz – mit ande-ren Lebewesen.

Sie haben sich entschieden, ab sofort mehr Grün zu essen und sich mit Unterstützung der Vitalstoffe aus der grünen Natur mehr natürliche Entgiftung und dadurch ein neues Ge-nährt-Sein zu schenken. Die dazu erforderlichen Pflanzen werden sich im Außen manifestieren und zeigen. In diesem Zusammenhang habe ich in den letzten Jahren sehr viele tiefe und auch manchmal wachrüttelnde Erfahrungen gemacht. Sie waren so stark, dass die Synchronizität zum Schlüssel meines Weltbilds wurde.

Manchmal hilft es, die Dinge mit etwas Humor zu formu-lieren. Daher hier ein Ansatz, mit dem sicher viele von Ihnen etwas anfangen können. Sie kennen die Worte aus Goethes »Zauberlehrling«: »Herr, die Not ist groß! Die ich rief, die Geister, werd ich nun nicht [mehr] los.« Ich sage Ihnen, wenn Sie erst mal entdeckt haben, dass der Giersch Ihr Lieblings-kraut ist, kann es Ihnen passieren, dass Sie an keinem frischen grünen Gierschblättchen mehr vorbeigehen können, ohne es essen zu wollen.

Für mich zählen viele der hier aufgezählten Pflanzen zu

meinen beziehungsweise unseren Ur-Grundnahrungsmitteln. Sie steuern etwas ganz Grundlegendes zu unserer Gesundheit und zu unserem Leben bei – nicht nur den lebensnotwendigen Sauerstoff, den sie für uns herstellen, auch die einzelnen Nahrungsbestandteile! Sie wirken als Teil unserer Urnahrung positiv und harmonisch auf unser gesamtes vitales System: Körper, Geist und Seele.

Für unseren Verstand und zur Beantwortung ganz spezieller Fragen liste ich gern bei vielen der nun aufgeführten Pflanzen auch konkret ihre Inhaltsstoffe auf. Wir können ganz allgemein durch ein Mehr an grünen Blättern unserer Gesundheit und unserem ganzen System Mensch einen ordentlichen Schub geben und uns auch langfristig und nachhaltig in einer basischen Balance halten – uns ausgleichen! (Mein Fokus ist hier deshalb also nicht detailliert die explizit pharmazeutische Kraft der Heilpflanzen.)

Aus diesem Grund liebe ich auch Kräuterführungen so sehr. Die Menschen sammeln selbst und fangen an, ihre ersten Blätter vom Baum zu essen – was für ein Erleben mit allen Sinnen, jedes Mal wieder! Der unbewusste Verzicht auf diesen Nahrungsanteil in den letzten Jahrzehnten hat maßgeblich dazu beigetragen, dass unsere Körper so stark aus ihrer Balance gekippt sind. Der grüne Ausgleich hat zu lange gefehlt.

Jedes grüne Kraut, das Sie verzehren, jeder Grüne Smoothie, den Sie trinken, egal, mit welchen Kräutern, ist tausend- und abertausendmal gesünder als ein Käsebrötchen. Sie wissen, worauf ich hinauswill...

Die nun folgende Auflistung der wilden Kräuter ist im Laufe des Schreibens intuitiv entstanden. Ich habe viele Wochen im nahen Kontakt und Austausch mit der Natur gelebt, und täglich haben mich die Pflanzen als Koautoren begleitet. Die Liste entbehrt also vielleicht einer gewissen Logik, sicher auch der Vollständigkeit, aber es sind alle Pflanzen und Kräuter aufgeführt, die im Laufe meiner Green-Detox-Recherchen mit mir in Resonanz gegangen sind, die sich also synchronizistisch zum Thema des Buches und der intensiven Auseinandersetzung damit im Außen manifestierten und vor meinem Auge auftauchten!

Wenn Sie in Ihrem Detox-Prozess das Bedürfnis haben und spüren, dass Ihnen täglich Blätter der Brombeere einen wertvollen Dienst erweisen, vertrauen Sie sich, und mixen Sie ebendiese Blätter in Ihren Grünen Smoothie.

Sie werden schon beim Lesen spüren, welche der Kräuter Sie bereits kennen, vielleicht sogar gleich wissen, wo die eine oder andere Pflanze in Ihrer Umgebung wächst, und sich Ihre ersten Grüne-Wildkräuter-Smoothies mixen. Schauen Sie sich gern auch noch mal die Tipps für Einsteiger in Bezug auf die Wirkung der Wildkräuter als Zusatz zum Grünen Smoothie an.

Energetische Betrachtungen

Die Wirkung, die Sie mit gesammeltem Grün erzielen können, ist eine weitaus intensivere als mit gekauftem. Mein inneres Gefühl würde folgende aufsteigende Liste an möglicher Lebensenergie aufstellen:

- gekauftes kultiviertes grünes Gut (zum Beispiel angebauter Spinat),
- gekauftes wildes grünes Gut (zum Beispiel angebauter Wildkräutersalat),

ACHTUNG: Unterschätzen Sie die Wirkung der Kräuter nicht, Sie tun sich damit keinen Gefallen! Wenn Sie zum Beispiel schwanger sind oder auch bestimmte Unverträglichkeiten haben, Medikamente einnehmen, seien Sie bitte achtsam, und informieren Sie sich in Ihrem Fall ganz besonders gut! Heilkräuter sind für Schwangere nur in sehr kleinen Mengen zu konsumieren, bleiben Sie dann mehr bei kultiviertem Grün.

Man muss auch immer wieder auf Folgendes hinweisen: Teil des Prozesses ist, all die Stoffe, die sich reinigend aus Ihren Zellen lösen, unbedingt zu binden und auszuschwemmen! Bitte lesen Sie hierzu die im Buch vorgeschlagenen Ansätze in den Abschnitten »Die gezielte Ausleitung« und »Weitere Green-Detox-Unterstützer« in Kapitel 6. Für alle schwerwiegenderen Vergiftungserscheinungen, zum Beispiel durch Quecksilber, Cadmium, Blei oder andere Umweltgifte, suchen Sie bitte einen Fachmann auf, der Sie bei der Ausleitung unterstützt.

- gesammeltes kultiviertes grünes Gut (zum Beispiel Himbeerblätter auf einem Feld),
- gesammeltes wildes grünes Gut (zum Beispiel frei wachsende Kräuter).

Getoppt werden kann das nur noch durch selbst gepflanztes, biologisch gehegtes und gepflegtes und dann gesammeltes grünes Gut.

Unsere Luft und auch die Pflanzen haben am Morgen die kraftvollste Lebensenergie. Der Sauerstoffgehalt in der Luft ist morgens am intensivsten! Sammeln Sie also Ihre Kräuter am Morgen, und machen Sie auch dann Ihre ersten bewussten Atemübungen.

Nutzen Sie den Morgen!

Wenn Sie nun fragen, ob der Hochleistungsmixer, den Sie für die Herstellung der Grünen Smoothies benötigen, ebenjene Energie nicht wieder zerstört, ist diese Skepsis verständlich. Nach meinem Empfinden geht es in dem Moment jedoch nicht um ein Mehr oder Weniger an Energie, sondern um einen anderen Zugang zur Nahrung und zu ihren Bestandteilen.

Sitzen wir in der Wiese und essen Kräuter, kann diese Situation so heilig und kraftvoll sein, dass wir uns in diesem Moment das für uns bestmögliche Genährt-Sein geben.

Mixen wir uns zu Hause einen Grünen Smoothie aus den gesammelten Kräutern der Wiese, erreicht der so zubereitete Drink noch andere Ebenen von Körper, Geist und Seele. Sie haben so die einzigartige Möglichkeit, Ihrem Körper eine große Menge an lebendiger Zellnahrung zuzuführen. Der Grüne Smoothie mit seiner lichtvollen lebendigen Energie schwingt sich über unsere Körperzellen in unser System und bringt so die bestmögliche Unterstützung auf Zellebene. Das Herz und die Emotionen werden genährt.

Gern kombiniere ich beide Möglichkeiten. Es ist für mich ein starker Mehrwert, die Kräuter direkt in der Natur zu essen, auch während des Sammelns für zu Hause wandern etliche Kräuter direkt in meinen Mund. Die Verkostungen am Baum oder in der Wiese stärken mich und bringen mich jeden Tag aufs Neue mit Freude und Lebensenergie in Verbindung. Das ist Green Detox für unterwegs. Und zu Hause mixe ich dann feine Wildkräuterdrinks.

Vor Kurzem ist mir beim Mixen aufgefallen, dass ich immer eine Hand auf dem Behälterdeckel lasse, sie also während des Mixvorgangs nicht wegnehme. Ich spüre, dass es für mich energetisch notwendig ist, die Verbindung, die ich zu den Zutaten aufgebaut habe, auch während des Mixvorgangs zu halten, während des Einwirkens der technischen Energie. Probieren Sie es einfach einmal aus.

Integrieren Sie immer wieder auf vielfältige Weise, langfristig und nachhaltig das frische Grün in Ihr Leben! Erkennen Sie und erfahren Sie die dadurch entstehende energetische Veränderung in Ihrem System, in Ihrem Blick auf Nahrung, auf Ihre Organe, auf die Entgiftung, Entschlackung, Entwässerung, den Abbau der überschüssigen Säuren, aller überflüssigen Dinge, im Innen und Außen, erkennen Sie die Zusammenhänge zwischen

- wenig Energie (blockiert, gestaut, müde, schlapp, passiv, lustlos) und
- viel Energie (im Fluss, aktiv, kraftvoll, lebendig, dynamisch, frisch und klar).

Folgen Sie möglichst leicht und unbefangen dem lebendigen Fließen mit den Dingen. Zuweilen kann mit dem richtigen Grünen Smoothie auch mal eine tiefere Emotion auftauchen. Sie begegnen in einem solchen Fall möglicherweise einem alten unverarbeiteten Thema und fühlen sich dadurch gestaut, müde, schlapp oder unmotiviert. Betrach-

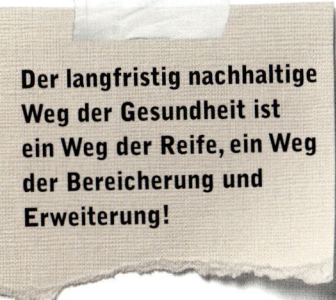

Der langfristig nachhaltige Weg der Gesundheit ist ein Weg der Reife, ein Weg der Bereicherung und Erweiterung!

ten Sie dies dann als Chance, die alten Blockaden aufzulösen. Das Leben darf auch leicht sein, die Entgiftung freudig! Entscheiden Sie sich für die sanfte Entgiftung. Ihre Energie folgt Ihrer Absicht! Finden Sie für sich intuitiv den Zeitpunkt, an dem Sie für die Idee zu entgiften Feuer und Flamme sind. Dies kann ein erster Urlaubstag sein, der kommende Montag, natürlich auch klassisch der Neujahrstag oder der Aschermittwoch, die Fastenzeit oder – am besten – *der jetzige Augenblick!*

Kultiviertes essbares Grün

Hauptsächlich für den Winter oder für den Alltag eines nicht sammelfreudigen Menschen. Folgende grüne Blätter können im Grünen Smoothie verarbeitet werden:

- Feldsalat,
- Fenchel,
- Grünkohl,
- Mangold (enthält Oxalsäure – siehe unten »Die wirkenden Pflanzenstoffe«),
- Rucola,
- alle grünen Salatarten,
- Schwarzkohl (Federkohl),
- Spinat (enthält Oxalsäure – siehe unten »Die wirkenden Pflanzenstoffe«),
- Spitzkohl (wenig Chlorophyll, leckerer Geschmack) und
- Wirsing
- Pak Choi

sowie die Blätter von

* Blumenkohl,
* Brokkoli,
* Karotte,
* Kohlrabi,
* Roter Bete,
* Radieschen und
* Rettich.

Alle essbaren grünen Kräuter regen unseren Stoffwechsel und unsere Entschlackung an, sie sind basisch. Daher wirkt jede frische grüne Nahrung grundsätzlich unterstützend auf dem Green-Detox-Weg.

Reich an Bitterstoffen sind zudem Endivie und Radicchio. Außerdem eignen sich sämtliche Küchenkräuter, diese sind fast alle ganzjährig zu erhalten.

Die wilden Green-Detox-Kräuter

Hier finden Sie nun die Benennung und Beschreibung der einzelnen Pflanzen, Kräuter, Bäume und Sträucher, die Sie als Teil Ihres Green-Detox-Weges kennenlernen sollten (siehe auch die »Sammelzeiten für [Wild-]kräuter« im Anhang). Der Fokus liegt dabei auf den essbaren grünen Blättern.

Einige Kräuter wurden erweitert um eine »Inner-wise«-Affirmation, entnommen der *Inner-wise-Heilapotheke* von Uwe Albrecht (siehe »Weiterführende Links und Literatur«).

Der Ackerschachtelhalm

Der Ackerschachtelhalm (Zinnkraut) ist eines unserer Urkräuter. Er besticht nicht nur durch seine reichhaltige Menge an Kieselsäure (Silizium), sondern wirkt durch seine Inhaltsstoffe bindegewebsstärkend. Da in unserem Bindegewebe viele Schlacken, auch Gifte und Schwermetalle, vom Körper abgelagert werden, wirkt er also entschlackend und sehr positiv bei unserer Entgiftung! Und seine Kombination von »starkem Rückgrat« und knochenstärkender Kieselsäure macht ihn zu einem die *Ich*-Kraft stärkenden Kraut. So wirkt er hauptsächlich durch diesen hohen Anteil an Kieselsäure, einem unserer lebensnotwendigen Spurenelemente, aber auch durch Kalium und Flavonoide.

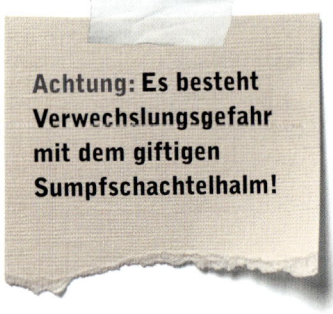

Achtung: Es besteht Verwechslungsgefahr mit dem giftigen Sumpfschachtelhalm!

Der Bärlauch

Der Bärlauch ist wohl unser Wunder-Entgiftungskraut Nummer eins im Frühjahr (siehe auch den Abschnitt »Bärlauch für das ganze Jahr« im 7. Kapitel). Er ist altbekannt für die Klärung und Reinigung nach dem Winter, so tritt er meist auch als eins der ersten Kräuter in der Natur in Erscheinung. Sein starker Knoblauchduft und die Tatsache, dass er meist in großen Flächen wächst, lässt ihn uns leicht finden. Er verursacht nach dem Verzehr, anders als beim Knoblauch, nicht den anhaltenden typischen Mundgeruch. Durch seinen großen Anteil an Flavonoiden, Saponinen und ätherischen Ölen wirkt der Bärlauch sowohl antibakteriell und blutreinigend als auch entzündungshemmend. Sein hoher Schwefelgehalt verleiht dem Bärlauch die Eigenschaft, Gifte zu binden und auszuleiten. –

Und dies ist nur ein kleiner Teil seiner großartigen Wirkungen!

Achtung: Wenn Sie nicht sicher sind, was Sie da vor sich haben, zerreiben Sie ein Blatt zwischen den Fingern, dann werden Sie es unverkennbar riechen, ob es der nach Knoblauch duftende Bärlauch oder eher ein giftiges Exemplar des Maiglöckchens oder der Herbstzeitlosen ist.

Das Basilikum

Das Basilikum – das hierzulande kultiviert wird – ist ein Klassiker unter den Küchenkräutern. Seine Hauptwirkstoffe sind die intensiven ätherischen Öle, die auch seinen Geschmack unverkennbar machen.

Mittlerweile hat man herausgefunden, dass Basilikum natürliche entzündungshemmende Enzyme enthält, die in der chemischen Variante in Tablettenform verschrieben werden. Auch wird dem Basilikum eine blockadenlösende Wirkung nachgesagt: Es löst alles auf, was den Fluss aufhält. Nehmen Sie also reichlich Basilikum in Ihre Green-Detox-Welt mit auf.

Die Birke

Die Birke hat besonders im Frühjahr feine zarte Blätter, die für uns ein Hochgenuss sind. Oft hängen sie passend auf Mundhöhe herab und können leicht gepflückt werden.

Der Birke wird eine stark entwässernde Wirkung zugesprochen. Sie ist somit zwar harntreibend, aber gleichzeitig nierenschonend, also das optimale Grün, um den Nieren eine Unterstützung zukommen zu lassen.

Birkenblätter enthalten viele Gerb- und Bitterstoffe, Saponine, Flavonoide, Vitamin C und ätherische Öle.

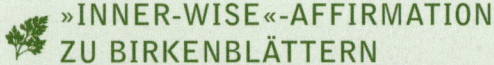

»INNER-WISE«-AFFIRMATION ZU BIRKENBLÄTTERN

Ich reinige mich und entgifte. In meinem Körper waren viele Gifte abgelagert, die zu Schmerzen und Entzündungen geführt haben.
(Uwe Albrecht)

Der Borretsch (Gurkenkraut)

Die blau blühende Pflanze ist ein altbekanntes Küchenkraut. Doch auch ihre Wirkung bei der körperlichen Entgiftung ist nicht zu unterschätzen. Borretsch kann vom Frühjahr bis in den Herbst hinein gesammelt werden, entwickelt jedoch ab Sommer eine raue Behaarung, auf die manche Menschen mit

Unverträglichkeit reagieren. Optimal ist also die Ernte im Frühjahr, um den milden Borretsch zu essen.

Seine Hauptwirkstoffe sind Saponine, Schleimstoffe sowie ätherische Öle. Auch findet man im Borretsch Calcium, Kalium und Alkaloide. Alkaloide haben in hohen Dosen eine eher giftige Wirkung auf den Menschen und sollten daher mit Bedacht dosiert werden! (Übrigens: Auch Koffein ist ein Alkaloid im Kaffee!)

Borretsch wirkt entwässernd, blutreinigend, schweiß- und harntreibend sowie ganzheitlich entgiftend.

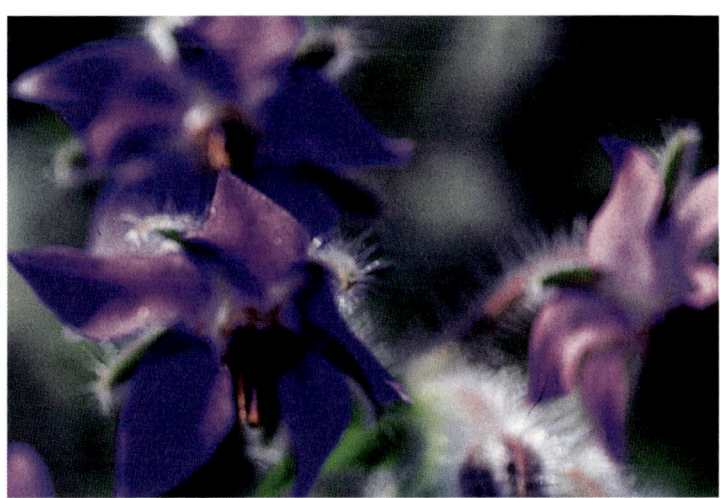

Der Breitwegerich

Der Breitwegerich gehört zur Familie der Wegeriche. Er wächst vorzugsweise am Wegesrand und hat löffelartige Blätter, die auf ihrer Rückseite durch hervorstehende Blattnarben gekennzeichnet sind. Der Breitwegerich wächst in kleinen rosettenförmig zusammenstehenden Familien. Wenn man vom Breitwegerich ein Blatt abzieht, zieht sich ein Faden aus dem Stängel, ein weiteres Erkennungsmerkmal.

Der Breitwegerich hat sehr kraftvolle Blätter. Reich an Chlorophyll, steht er uns fast das ganze Jahr zur Verfügung.

Die Brennnessel

Die Brennnessel – unser Grundnahrungsmittel Nummer eins. Mit der Brennnessel und ihren Inhaltsstoffen haben wir im Grunde alles, was wir an Nahrung brauchen.

Sie strotzt vor pflanzlichem Eiweiß, auch in ihren Blättern! Mineralien wie Calcium, Eisen, Magnesium, Kieselsäure, die Vitamine A, C und E sowie Beta-Carotin finden wir in der Brennnessel. Ihre Samen sind stark angereichert mit Eiweiß, Carotinoiden, Vitamin E und circa 3 Prozent Linolsäure. Die Samen sollten Sie daher im Sommer und Herbst sammeln und für den Winter trocknen. So können Sie sich für die kalte Jahreszeit selbst ein natürliches Superfood herstellen.

Die Brennnessel unterstützt die Blutreinigung, hilft bei der Fettverbrennung, leitet sogar Schwermetalle aus, ist blutbil-

dend, blutstillend, stoffwechselfördernd, entzündungshemmend. Sie wirkt durch ihre harntreibende Eigenschaft positiv
auf unsere Nieren. Sie spült den sauren Abfall aus der Leber!

»INNER-WISE«-AFFIRMATION ZUM BRENNNESSELKRAUT

Ich aktiviere meinen Stoffwechsel und reinige mein Blut.
Meine Leber wird entlastet von Wut, Groll und anderen
Giften. (Uwe Albrecht)

Die Buche

Die Buche wird als »Mutter des Waldes« oder auch »der
Bäume« bezeichnet (als »Vater des Waldes« gilt die Eiche). Bei
uns geläufig ist sie unter dem Namen »Buche«, offiziell heißt
sie »Rotbuche«. Der Wortbestandteil »Rot« bezieht sich auf
ihr rotes Holz. (Kleiner Erkennungstipp: Die Buche mit den
roten *Blättern* heißt »*Blut*buche«.)

Bei der Entgiftung und ganzheitlichen Klärung kommen
häufig auch alte Geschichten wieder hoch. Das gehört zu einer
vollständigen Reinigung dazu! Nicht selten sind wir nämlich
auch vergiftet durch alten Frust und ungelöste Probleme...
Die Buche mit ihrer Kraft und ihrer Stellung im Wald kann
dazu noch weitere Impulse geben!

Ihren Blättern wird eine entzündungshemmende Wirkung
nachgesagt. Ich persönlich liebe die frischen Buchentriebe im

Frühjahr. Es ist immer wieder ein ganz besonderer Moment, die zarten Triebe der Bäume zu essen!

Die Distel

Die Distel zählt mit ihren vielen Unterarten (Kratzdistel, Krause Distel, Mariendistel und so weiter – die Kohldistel finden Sie weiter unten beschrieben) immer schon zur deutschen Flora. Häufig steht geschrieben, dass sie volksmedizinisch wenig Beachtung findet. Hingegen meint der Ethnobotaniker und Kulturanthropologe Wolf-Dieter Storl (siehe »Weiterführende Links und Literatur« im Anhang), dass alle Disteln eine positive Wirkung auf die Leber und die Bauchspeicheldrüse haben. Auch in der TCM findet eine Distelart wertvolle Verwendung zur Stärkung des Leberfunktionskreises, wahrscheinlich durch die ihr innewohnenden Bitterstoffe.

Wenn die Distel Sie als Teil Ihres Green-Detox-Prozesses anspricht, nehmen Sie auch diese Pflanze ruhig dazu!

Die Eiche

Die Eiche gilt seit der Romantik als Sinnbild der Treue und Standhaftigkeit und in Verbindung mit der Entwicklung des ersten deutschen Nationalstaats als Symbol unseres Landes.

Ihre Blätter sind essbar, vor allem im Frühjahr, wenn sie sich frisch und zart am Baum zeigen. Die Eichenblätter werden recht schnell hart und kraftvoll, und dann sind sie auch nicht mehr kaubar. In Grünen Smoothies können sie natürlich länger verwendet werden. Sie enthalten jedoch sehr viele Gerbstoffe und neben dem Chlorophyll eher wenige Zusatzstoffe.

Ich erwähne die Eiche hier vor allem deswegen, da sie sehr symbolträchtig ist und so auch positiv in einem ganzheitlichen Entgiftungsprozess wirken kann. Sie steht bildlich wie gesagt für den Vater des Waldes (als »Mutter des Waldes« gilt die Buche).

Das Franzosenkraut

Das Franzosenkraut oder Kleinblütige Knopfkraut ist eine feine grüne Pflanze, die frisch und lebendig schmeckt. Ihre schönen kleinen Blüten erinnern an die Knöpfe der Offiziersuniform Napoleons, was dem Kraut auch seinen Namen gab.

Da es im Geschmack an Salat erinnert, kann es gut als solcher gegessen werden oder als Zutat des Grünen Smoothies Verwendung finden.

Besonders am Franzosenkraut ist der Gehalt an Mangan, einem Bestandteil vieler Enzyme. Dadurch spielt das Kraut eine wichtige Rolle im Fett- und Kohlenhydratstoffwechsel. Zudem hat es viel Calcium, Eisen, Kalium, Magnesium sowie Vitamin A und C.

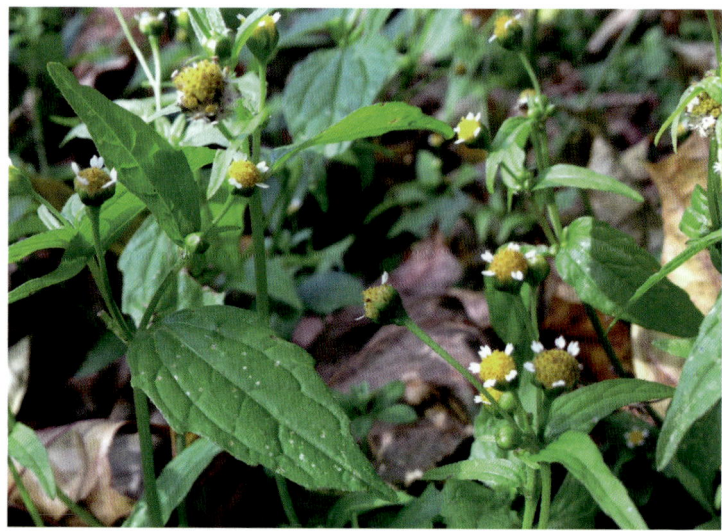

Das Gänseblümchen

Auch die kleinen Blütchen und Blättchen des Gänseblümchens können zur Entgiftung eingesetzt werden. Nun würde ich keine Smoothies nur aus Gänseblümchen mixen, denn in Überdosen wirken auch sie leicht toxisch. Beziehen Sie die Schönheit der Blüten in den Detox-Prozess mit ein, und streuen Sie so täglich einige über den Salat, nehmen Sie ein paar mit in Ihren Mixer und auch als Dekoration für den grünen Drink. Das Herz zu erfreuen, wenn man durch einen Entgiftungsprozess geht, ist sehr wichtig. Und auch dabei dienen uns die Pflanzen mit ihrer Farbenpracht und Buntheit!

Die Gänseblümchen sind sehr herb und bitter, es freuen

sich die Leber und die Galle – unser ganzer Stoffwechsel. Sie haben blutreinigende Wirkung und unterstützen unsere Darmflora.

Wir finden im Gänseblümchen unter anderem Vitamin A und C, Bitter- und Gerbstoffe, Kalium, Calcium, Magnesium, Eisen, Saponine und Schleimstoffe.

Das Gänsefingerkraut

Das Kraut hat seinen Namen von der Ähnlichkeit seiner Blattform mit der Gänsefeder. Es wächst in großen Flächen am Wegesrand und hat meist eine silbrig schimmernde Blattrückseite. Das Blatt lässt sich nur schwer kauen und eignet sich nicht, um unterwegs gegessen zu werden; als Teil des Grünen Smoothies aber ist es wunderbar zu verarbeiten.

Gänsefingerkraut ist ein altbekanntes Kraut, geschätzt für seine positive Wirkung auf Unterleibskrämpfe sowohl im Magen-Darm-Bereich als auch bei schmerzhafter Menstruation.

Haben Sie einen empfindlichen Magen, seien Sie achtsam mit der Dosierung. Allerdings habe ich die Erfahrung gemacht, dass im Grünen Smoothie dank der feinen Pürierung im Hochleistungsmixer sehr viele der eher unangenehmen Begleiterscheinungen bei der Verdauung gar nicht erst entstehen. Probieren Sie es aus!

Der Giersch

Der Giersch oder Geißfuß ist, wie man so schön sagt, des einen Freud, des anderen Leid. Wo er sich seinen Platz zum Wachsen gesucht hat, ist er kaum noch wegzubekommen. Eine wahre Freude hingegen ist er für jeden Menschen, der gern rohköstliche Salate oder Pestos isst. Auch im Grünen Smoothie schmeckt der Giersch einfach frisch und lecker!

Der Giersch verbreitet sich auf Feldern, er steht uns von März bis November mit seinen starken grünen und köstlichen Blättern zur Verfügung. Mähen Sie ihn ab, kommen frische zarte Triebe nach, die wie im Frühjahr die ganze Kraft der frischen Pflanze mit sich bringen und genauso grandios schmecken. Giersch ist einer der besten Eiweißlieferanten unter den grünen Kräutern, er hat jede Menge Mineralien und Spurenelemente wie zum Beispiel Eisen und Magnesium sowie Vitamin A.

Neben der altbekannten Heilwirkung bei Gicht und Rheuma regt er auch ganz generell unseren Stoffwechsel und unser Verdauungssystem an. Er fördert stark unsere Entsäuerung, aktiviert Leber und Galle!

Die Goldrute

Die Goldrute ist ein sehr altes Heilkraut. Bei uns wachsen sowohl die einheimischen als auch die importierte kanadische Goldrute. Macht das einen energetischen Unterschied?

Die Oldenburger Kräuterfrau T. M. Meyer sagt dazu Fol-

gendes (siehe »Weiterführende Links und Literatur« im Anhang): »Mag sein, dass die Inhaltsstoffe sich etwas unterscheiden, aber ich persönlich denke, dass es immer einen Grund hat,
wenn Pflanzen sich hier so ausbreiten. Durch die Energienetze
sind wir mit allem und untereinander verbunden, ähnlich wie
in einem Spinnennetz. Wenn sich an einer Stelle eine Fliege
verheddert hat, überträgt sich die Schwingung auf das ganze
Netz. Die Natur versucht immer, den Ausgleich zu schaffen,
und reagiert dementsprechend.«

Wolf-Dieter Storl schreibt, die Goldrute sei das Ausleitungs-
kraut Nummer eins für unsere Nieren. Sie baut die Nieren auf,
stärkt und pflegt sie, wirkt stark wassertreibend und spült sie
durch. Die Goldrute wird also bei Durchspülungstherapien der
Nieren und Blase eingesetzt. Denn sie eignet sich bestens zur
Entgiftung und Entschlackung!

Ihre Hauptbestandteile sind Flavonoide sowie Saponine,
ätherisches Öl und auch Gerbsäure.

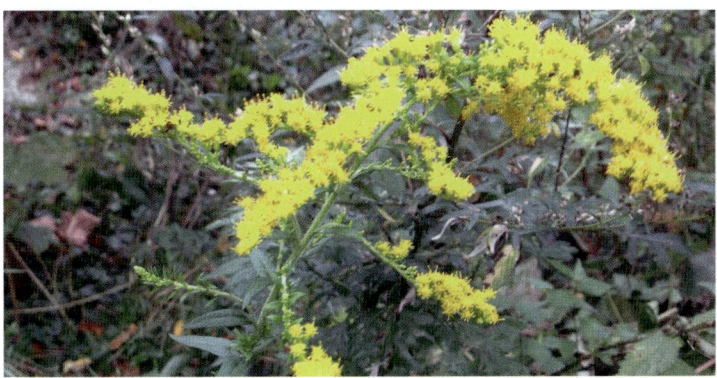

Der Gundermann

Der Gundermann, auch »Gundelrebe« genannt, hat durch seine ätherischen Öle und Bitterstoffe einen unglaublich vielfältigen Geschmack. Er ist Heil- und Gewürzpflanze zugleich. Durch seine Bitterstoffe fördert er unseren gesamten Stoffwechsel, gilt als Unterstützer bei Magen- und Darmbeschwerden, Leberstörungen und auch bei Nierensteinen.

Durch seinen stark würzigen Geschmack erfreut uns der Gundermann in der Küche! Die helllila Blüten eignen sich besonders gut als Dekoration auf dem Grünen Smoothie und Salat.

Seine Hauptinhaltsstoffe sind Bitter- und Gerbstoffe, Vitamin C, Saponine, Cholin und Kalium.

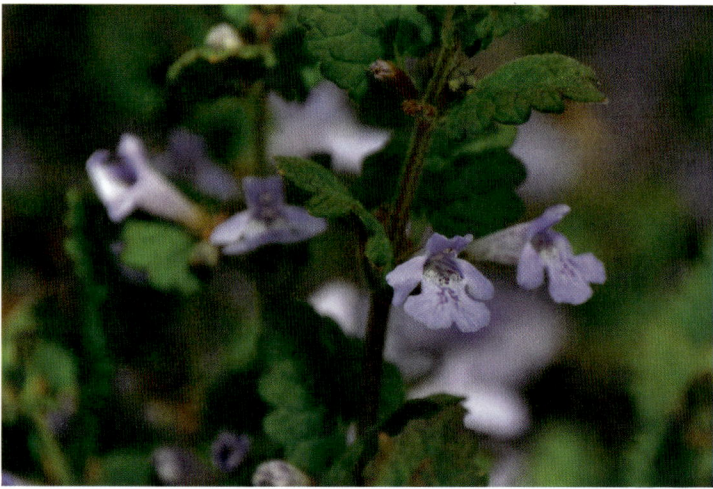

Die Haselnussblätter

Wer kennt sie nicht, die Haselnuss, aber wer kennt die dazugehörenden Sträucher und hat schon mal eines dieser sehr schmackhaften und auch stark bitteren Blätter gegessen? Die Haselnussblätter nutzte man schon früher zur Unterstützung bei Leber- und Gallenerkrankungen. Die Hauptblüte der Hasel ist bereits Januar bis März. Die Blätter sind daher am schmackhaftesten früh im Jahr, also etwa Januar bis April/Mai. Danach werden sie immer bitterer.

Haselnussblätter haben einen hohen Anteil an ätherischem Öl sowie Sitosterin und natürlich an Chlorophyll!

Die Himbeerblätter

Die Blätter unserer Himbeersträucher eignen sich auch wunderbar zum Pflücken für den Grünen Smoothie. Himbeerblätter werden hauptsächlich für die Zubereitung von Tees verwendet. Sie roh, eventuell zusammen mit den leckeren Beeren, zu essen findet in der Rohkostszene großen Anklang.

Reich an Vitamin C und E sowie den Mineralstoffen Eisen, Kalium, Magnesium und Mangan, entfalten die Blätter des Himbeerstrauchs ihre Wirkung. Durch ihren Gehalt an Flavonoiden enthalten die Blätter somit auch reichlich Antioxidanzien, also Fänger von freien Radikalen.

Das Hirtentäschel

Die Frucht des Hirtentäschel ist ein weitverbreitetes Kraut und hat die Form eines herzförmigen Täschchens, der Geschmack ist kresseartig.

Dem Hirtentäschel wird eine heilende Wirkung auf unsere Harnwege und die Nieren zugesprochen. Es unterstützt also die Ausleitung der wasserlöslichen Gifte. Die Blätter sind reich an Aminosäuren, Flavonoiden und Saponinen, ebenso reich an Vitamin C, Calcium und Kalium.

Jiao Gulan

Jiao Gulan ist kein heimisches Wildkraut, aber aufgrund seiner besonderen Inhaltsstoffe und Wirkweisen möchte ich es hier erwähnen. Man kann es mittlerweile auch bei uns als Pflänzchen kaufen. Jiao Gulan ist winterhart, verliert zwar im Winter seine Blätter, treibt aber im Frühjahr zuverlässig wieder aus.

Es ist das »Kraut der Unsterblichkeit«, ein fünfblättriger Ginseng, und seine Heimat ist China. Jiao Gulan ist ein Füllhorn an Inhaltsstoffen, so hat es unter anderem 82 verschiedene Saponine, Vitamine, Mineralien, Spurenelemente, Proteine, Aminosäuren und Flavonoide. Jiao Gulan wirkt positiv auf unsere Leber, sogar gegen Hepatitis B, hilft bei Müdigkeit und Abgeschlagenheit, unterstützt die Nieren bei der Ausleitung von Giften. Es hat eine Vielzahl an Wirkweisen auf unseren Organismus, unser Immunsystem und vor allem auf unser Herz-Kreislauf-System.

Jiao Gulan hat keine bekannten Nebenwirkungen und wirkt immer harmonisierend und ausgleichend!

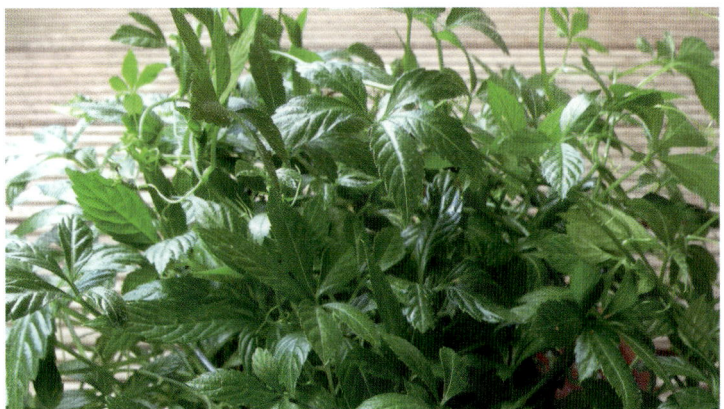

Die Johannisbeerblätter (Schwarze Johannisbeere)

Die Blätter des Schwarzen Johannisbeerstrauchs schmecken wunderbar nach der Beere. Sie sind seit alters bekannt für ihre Heilwirkung. Der Strauch wird verwendet, um Harnsäure und andere Toxine auszuleiten. Auch wirken die Blätter positiv auf Magen- und Darmbeschwerden.

Die Beeren bringen eine Vielfalt an Inhaltsstoffen mit sich, allen voran Vitamin C, durch den dunklen Beerenfarbstoff die Anthocyane, Pektin und weitere Flavonoide. Anthocyane wirken grundsätzlich stark antioxidativ, sind also ein hervorragender Zellschutz und in allen dunklen Beeren und Früchten enthalten!

Das Johanniskraut

Die gelben Blüten des Johanniskraut sind ein sehr typisches und bekanntes Heilkraut. Die gelben Blüten sind angereichert mit Anthocyanen, jenem starken Pflanzenfarbstoff, der einen roten Saft entstehen lässt.

Johanniskraut ist vielseitig wirkend, bitte seien Sie sich dessen bewusst, und mixen Sie keine großen Mengen davon in den Grünen Smoothie. Das Kraut wird bei der Wundheilung, Narbenheilung, bei Leber-, Galle- und Magenbeschwerden sowie bei vielen weiteren Symptomen angewendet. Es gilt als stimmungsaufhellend!

Achtung: Bekannt sind vom Johanniskraut einige Nebenwirkungen. So werden viele Menschen während seiner Einnahme lichtempfindlich, vor allem hellhäutige. Gehen Sie also bitte mit Bedacht an dieses Kraut heran, und wenn es Sie in Ihrem Green-Detox-Prozess mit seinen sonnengelben Blüten unterstützt, verwenden Sie es bewusst!

Die Kapuzinerkresse

Die Kapuzinerkresse ist eine großflächig wachsende, heimische Pflanze, die mit ihrer Heilwirkung ganz wunderbar in den Green-Detox-Prozess hineinpasst. Sowohl ihre großen tellerartigen grünen Blätter als auch die wunderschönen leuchtend rotgelben Blüten sind essbar. Die Senföle in der Kapuzinerkresse bringen ihr den beliebten scharfen Geschmack. Zudem haben sie eine stark hemmende Wirkung auf Bakterien und Viren.

Ansonsten ist die Kapuzinerkresse reich an Vitamin C. Sie unterstützt die Blutreinigung und das Ausleiten von Giftstoffen, aktiviert unseren gesamten Stoffwechsel.

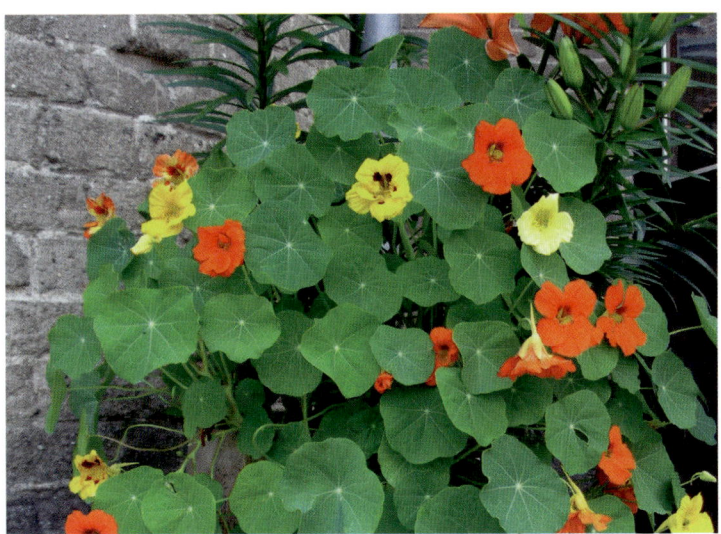

Die Knoblauchrauke

Die Knoblauchrauke wächst schnell und gut, sie ist bei uns häufig zu finden. Essbar vor, während und nach der Blüte, hat auch sie die stärkste Kraft vor dem heißen Sommer. Sie eignet sich daher hervorragend für eine Frühjahrskur zur Entschlackung. Angereichert mit vielen Mineralstoffen, Vitamin A und C, ätherischen Ölen und auch Saponinen, wirkt sie stoffwechselanregend und harntreibend. Perfekt ist sie auch als Gewürz, für Salate und Pestos.

Die Kohldistel (Kratzdistel)

Die Kohldistel gehört zwar zur Familie der Disteln, ist jedoch durch ihren Wuchs und ihre großen grünen Blätter nicht direkt als solche zu erkennen. Auch hat sie keine Stacheln, die sie unantastbar machen. Deshalb möchte ich sie gern separat aufführen.

Die Kohldistel ist für mich eine wundervolle Pflanze, die uns im Übermaß mit kraftvollen chlorophyllstarken Blättern beliefert. Sie wächst häufig in feuchteren Gebieten und ist an einer unscheinbaren gelblichen Blüte zu erkennen. Bevor diese Blüte im Sommer entsteht und an einem Stängel in der Mitte der Pflanze emporwächst, liefert die Kohldistel schon eine Fülle an grünen Blättern, die sich hervorragend für den Grünen Smoothie oder den Salat eignen. Die Blätter sind verhältnismäßig geschmacksneutral, daher können sie gern einen gekauften Spinat oder Salat ersetzen.

Die Pflanze enthält besonders viele Bitterstoffe, aber auch Eisen, Vitamin C sowie weitere zahlreiche Mineralstoffe.

Nicht nur die Blätter können gegessen werden (in China wird die Kohldistel immer noch als Grundnahrungsmittel angebaut), sondern auch die Blüte. Der Blütenboden schmeckt ähnlich wie die Artischocke und kann auch so verwendet werden.

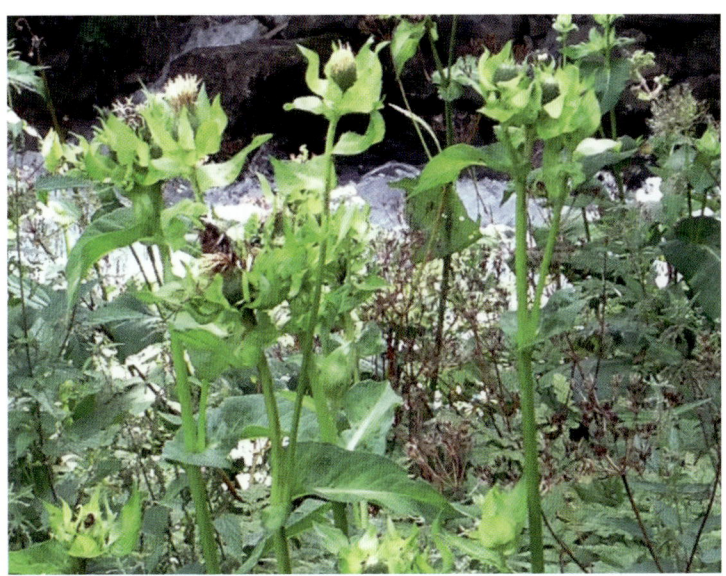

Der Koriander

Der Koriander ist eines der stärksten Entgiftungskräuter, die uns zur Verfügung stehen. Er teilt mit seinem intensiven

Geschmack die Geister, denn entweder »liebt« man ihn, oder man mag den Geschmack ganz und gar nicht. Gehören Sie eher zu den Liebhabern, sollten Sie das Korianderkraut besonders für Ihren Green-Detox-Prozess mit Regelmäßigkeit verwenden.

Die Hauptwirkstoffe beim Koriander sind die ätherischen Öle, die Aromen. Das Kraut beziehungsweise seine Wirkungen sind wissenschaftlich noch nicht ausreichend erforscht. Koriander wirkt jedoch blutreinigend, krampflösend, also auch entblähend, und hat eine antibakterielle sowie pilztötende Wirkung. Er handelt sich also um ein wahres Kraftpaket für Magen und Darm. Auch ist er wie kein anderes Kraut in der Lage, unsere Blutbahnen zu öffnen, und gibt so den Ablagerungen die Gelegenheit, möglichst umgehend abzuwandern.

Das Labkraut

Labkraut (Wiesen- und Klettlabkraut) hat einen unverkennbar herben Geschmack. Man kann es in jedem Grünen Smoothie und Salat mit verarbeiten.

Es aktiviert die Nieren, ist harn- und galletreibend. Auch unterstützt es die Blutreinigung und regt die Lymphe an, was bei einer Entgiftungskur den Organismus stark in Fluss bringt.

In der TCM ordnet man es der Leber, Galle und Blase zu. Labkraut enthält viel Vitamin C.

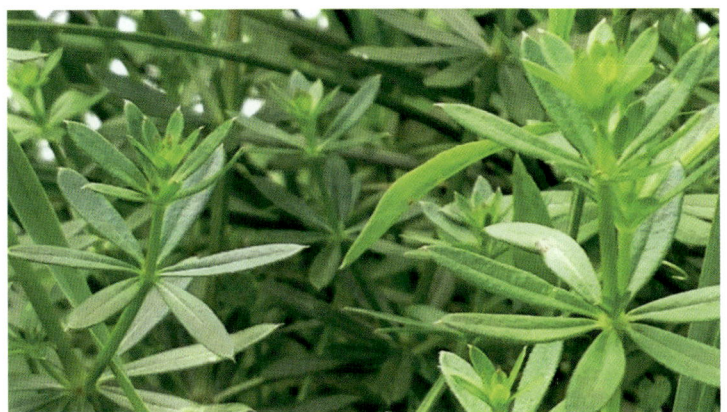

Die Linde

Die Linde lockt mit ihren wunderbar zarten und milden Blättern, die einfach unwiderstehlich sind. Selbst im Sommer hat man frische Triebe am Stamm in greifbarer Nähe, was sie zu einer meiner Lieblings-Naschpflanzen für unterwegs macht.

Der Linde sind wir seit Jahrhunderten treu, sie begleitet uns als Baum, der die Menschen zusammenbringt, zum Beispiel auf dem Dorfplatz, wo traditionell die klassische Dorflinde steht.

Nutzt man sie zum Beispiel als Tee, unterstützt sie die Entgiftung durch ihre schweißtreibenden Inhaltsstoffe. Sie fördert also das Schwitzen und kann gut am Abend genossen werden, um in der Nacht ganz bewusst eine entgiftende Schwitzkur zu fördern.

Wunderbar natürlich ist vor allem das rohe Blatt zu essen! Reich an Flavonoiden und Schleimstoffen, passt die Linde hervorragend in den Klärungsprozess. Probieren Sie es aus!

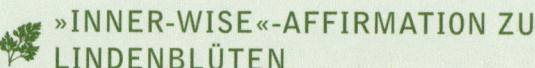

»INNER-WISE«-AFFIRMATION ZU LINDENBLÜTEN

Ich schwitze aus und lasse los, worauf ich verschnupft bin. Mein Atem wird wieder leicht und frei, und ich komme zur Ruhe.

(Uwe Albrecht)

Der Löwenzahn

Der Löwenzahn ist neben der Brennnessel das Kraut, das sicher jeder kennt – ob die gelben Blüten, die »Pusteblume« oder die herben Blätter. Für viele Neueinsteiger ist der Löwenzahn sehr bitter, und genau da setzen wir an. Hauptsächlich durch seine Bitterstoffe unterstützt er nämlich unsere Leber und Bauchspeicheldrüse, er wird auch als Urtinktur für Leberkuren angeboten. Er ist blutreinigend und gut für die Galle sowie die Nieren.

Der Löwenzahn ist ein Nährstoffwunder, er hat viel Vitamin C, Kalium und Magnesium. Er ist neben den Bitterstoffen reich an Flavonoiden und Schleimstoffen, um nur einige zu benennen.

Löwenzahn ist ein ganz wundervolles Kraut, das wir bedenkenlos täglich mit in unsere Nahrung einbeziehen können, auch im Grünen Smoothie! Die kleinen und frischen Blättchen aus der Mitte der Pflanzengruppe sind am sanftesten. Bei ihnen sind die Bitterstoffe noch nicht so ausgeprägt.

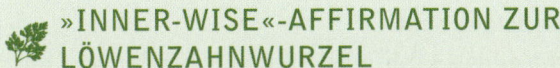

»INNER-WISE«-AFFIRMATION ZUR LÖWENZAHNWURZEL

In der Leber gestaute Emotionen, Gedanken und Wünsche herauslassen. Wut und Zorn klären. Das Blut reinigen. (Uwe Albrecht)

Die Petersilie

Petersilie ist ein weit verbreitetes Küchenkraut, sie wächst auch im Topf auf der Fensterbank oder im heimischen Garten. Und die Petersilie ist ein ganz besonderes Kraut! Angefüllt mit Vitalstoffen, liefert sie uns viel Vitamin A und C, Mineralstoffe wie Calcium, Eisen, Phosphor und natürlich Chlorophyll. Petersilie stärkt die Blutbildung, reinigt unser Blut, puscht Leber und Nieren bei ihrer entgiftenden Tätigkeit und wirkt harntreibend.

Auch wirkt sie sich aufgrund ihrer ätherischen Öle sehr positiv auf die menschlichen Ausdünstungen und Körpergerüche aus und sorgt für guten Mundgeruch.

Die Pfefferminze

Die Pfefferminze wächst bei uns sowohl wild als auch kultiviert. Sie hat die Tendenz, sich mit anderen Arten zu kreuzen, daher gibt es mittlerweile eine große Zahl an wilden Arten, die nicht alle essbar sind.

Die Pfefferminze zählt auch zu den Heilpflanzen, die neben Menthol, Gerb- und Bitterstoffen Flavonoide enthalten, welche wiederum auf Leber, Galle und Darm wirken. Die Pfefferminze erzielt eine gallentreibende und krampflösende Wirkung.

Nehmen Sie regelmäßig ein paar Blätter Minze in Ihre Nahrung mit auf, auch in Ihren Smoothie. Er erhält dadurch eine leckere frische Note – und ist besonders im Sommer sehr angenehm. So macht das Entgiften und Ausleiten Freude!

»INNER-WISE«-AFFIRMATION ZU DEN PFEFFERMINZBLÄTTERN

Damit die Galle nicht mehr hochkommen muss, weil wir immer alles runterschlucken, statt gesund für unsere Werte einzustehen. Löst damit auch entstandene Stauungen, Verkrampfungen und Schmerzen.
(Uwe Albrecht)

Der Salbei

Salbei wirkt nicht nur positiv auf unsere Stimme und Stimmbänder, bei Halsentzündungen und zur Vorbereitung auf die nächste klärende Aussprache, er wirkt auch stark auf die Leber und die Nieren, ist also verdauungsfördernd. So unterstützt er ebenso die Gallensekretion!

Da Salbei durch seine reichhaltigen ätherischen Verbindungen einen intensiven Eigengeschmack hat, empfehle ich, im Grünen Smoothie nur ein Blatt zu verwenden. Brühen Sie sich lieber noch ein paar Blätter als Tee auf, oder essen Sie hier und da ein paar davon roh im Salat! Große Mengen an Salbei können den Magen angreifen.

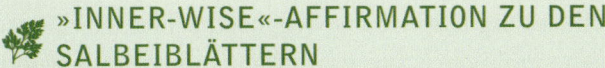 **»INNER-WISE«-AFFIRMATION ZU DEN SALBEIBLÄTTERN**

Wieder kräftig zubeißen können. Die innere Balance finden. Den Geist frisch halten. Sich selbst nähren können.
(Uwe Albrecht)

Der Sauerampfer

Sauerampfer kann auch in kleineren Mengen in den Green-Detox-Weg mit einbezogen werden. Er hat einen feinen säuerlichen Geschmack.

Der Sauerampfer aktiviert Leber und Stoffwechsel und

wirkt harntreibend. Reich an Vitamin C, Carotin, Eisen sowie Flavonoiden, liefert er zum Beispiel auch pflanzliches Eiweiß! Da er Oxalsäure enthält, sollten Sie ihn bewusst dosieren (siehe »Die wirkenden Pflanzenstoffe«).

In der Frühjahrskur findet er gut als Unterstützer der Blutreinigung Verwendung.

Die Schafgarbe

Die Schafgarbe ist eine besondere Pflanze. Sie hat feine Blattfedern, zarte weiße oder rosa Blüten und einen starken holzigen Stamm. Nicht nur ihr Äußeres wirkt konträr, auch ihre Heilwirkung besteht aus Gegensätzlichkeiten. Sie steht deswegen sinnbildlich für eine Pflanze, die es auf wunderschöne Weise schafft, die Gegensätze in sich zu vereinen.

Ihre aromatischen Bitterstoffe aktivieren die Leber und die Nieren. Und wenn etwas unsere Leber aktiviert, ist auch automatisch unsere Galle beteiligt, da die Leber die Gallenflüssigkeit bildet! Sie wirkt blutreinigend und kräftigend, regt den Stoffwechsel an.

Die Schafgarbe ist eine eiweißhaltige Pflanze. Neben den Bitterstoffen ist sie auch reich an Gerbstoffen, Vitamin C, Kieselsäure sowie Kalium, Phosphor und Schwefel.

»INNER-WISE«-AFFIRMATION ZUM KRAUT DER SCHAFGARBE

Wenn wir ausbluten oder Säfte und Kräfte in anderer Form verlieren, ist es Zeit, uns wieder zu stabilisieren. (Uwe Albrecht)

Der Spitzwegerich

Es gibt drei Arten von Wegerichen: den Spitzwegerich, den Mittleren Wegerich und den Breitwegerich. Ersterer ist in unseren Breiten der am häufigsten vorkommende. Man kann ihn leicht an seinen spitz zulaufenden Blättern erkennen, die ebenso wie bei den anderen Arten des Wegerichs auf der Rückseite des Blattes herausstehende Blattnerven haben. Auch er steht in rosettenförmigen Familien zusammen.

Der Spitzwegerich gilt seit der Antike als bekanntes Heilmittel sowohl wegen seiner enormen Vielfalt an Inhaltsstoffen als auch aufgrund seiner Verbreitung. Er wirkt sehr positiv auf die Lunge und die Bronchien und hilft als Auflage des zerriebenen Blattes auf kleinen Wunden, Verletzungen und Insektenstichen. Er passt wunderbar als Kraut auf dem Green-Detox-Weg, wirkt er doch stark auf unseren Stoffwechsel.

Reich an Vitaminen B und C, Mineralstoffen, unter anderem Zink, Kalium, Kieselsäure, sowie Glykosiden, Schleimstoffen, Saponinen und Flavonoiden, gehört er zu den Pflanzen, die täglich mit in Ihren Grünen Smoothie wandern können. Ich liebe seine knackigen Blätter vor allem auf meinen Spaziergängen.

Eine selbst hergestellte Heiltinktur aus dem Frischpresssaft wirkt als Kur hervorragend auf die Darmflora und das Immunsystem.

 »INNER-WISE«-AFFIRMATION ZUM SPITZWEGERICH

Leben kann so frei wie ein endlos tiefer Atemzug sein. Ohne Stockungen und Blockaden. Unsere Haut kann so rein und unverletzlich sein, dass sie uns immer schützt. (Uwe Albrecht)

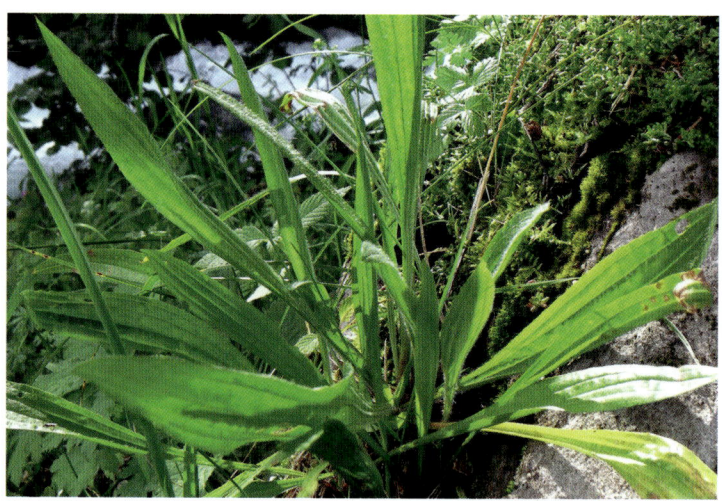

Die Taubnessel

Es gibt die Weiße, Lila blühende und die Gefleckte Taubnessel. Zudem noch die gelb blühende Goldnessel. Die Taubnesseln sind Lippenblütengewächse (die Brennnessel ist ein Brennnesselgewächs), die uns mit ihren grünen Blättern fast ganzjährig zur Verfügung stehen. Die Zeit der Blüte zieht sich vom Frühjahr bis in den Herbst.

Dem *Kleinen Kräuterbuch* zufolge sagt man den Lippenblütlern nach, dass sie ihre Energie nach außen strahlen, sie abgeben wollen (siehe »Weiterführende Links und Literatur« im Anhang, *Das kleine Kräuterbuch*). Die Taubnessel kann Sie also dabei unterstützen, etwas nach draußen ans Licht zu bringen, Ihnen bei einer lichtvollen Klärung helfen.

Die Inhaltsstoffe der Taubnessel sind mannigfaltig, so hat sie viele Mineralien, Eisen, Magnesium, Kupfer, Schwefel, Zink, Bor, Calcium, Kalium und Phosphor, auch ätherisches Öl, Flavonoide, Glykoside, Saponine, Schleim- und Gerbstoffe. Für den Green-Detox-Weg findet sie Verwendung bei Verstopfung und Beschwerden im Magen-Darm-Bereich, ist blutreinigend, verdauungsfördernd, sie unterstützt bei Blasenleiden und ist harntreibend.

Die Vogelmiere

Die heilige Vogelmiere (das Wort »heilig« verwende ich nicht im religiösen, sondern im Sinne von »heilbringend«), seit jeher eines der kräftigsten Heilmittel, unausrottbar und zuverlässig, fängt bereits unter der Schneedecke an zu wachsen und zu blühen! Somit bringt sie viel Vitalität mit sich und wird zur Reinigung des gesamten Organismus eingesetzt. Sie klärt, wehrt ab und bindet Umweltgifte vieler Art. Man wendet sie unterstützend bei Blasen- wie auch Leberkrankheiten an.

Mit ihren Inhaltsstoffen, dem immensen Potenzial an Mineralstoffen, Calcium, Kalium, Magnesium, den Spurenelementen Eisen, Selen und Kieselsäure, sowie den Vitaminen A, C, B_1, B_2 und B_3, Flavonoiden und Gammalinolensäure ist sie ein sehr wertvolles Kraut. Zudem enthält sie die hochwertigen Saponine, die sich wie ein Schutzfilm auf unsere Schleimhäute legen und damit auch die Aufnahme der Nährstoffe unterstützen.

Da fragt man sich schon, warum wir all dies vergessen haben.

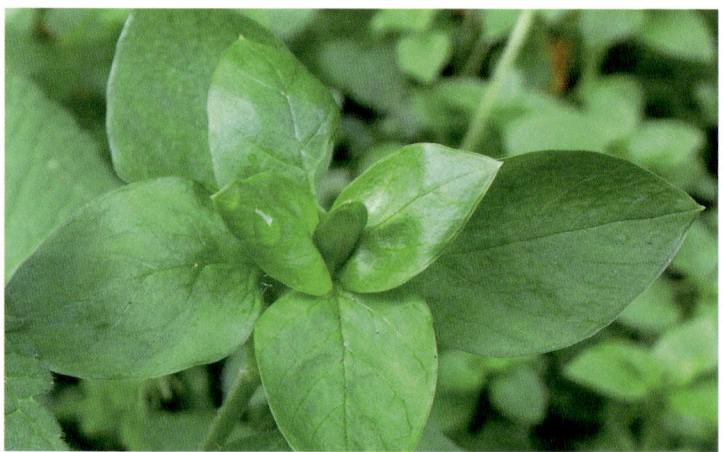

Die Wegwarte

Die Wegwarte ist ein Zichoriengewächs. Sie betört mit wunderschönen blauen Blüten, die morgens der Sonne entgegen nach Osten aufgehen und im Laufe des Tages verblühen. Sie ist ein Kraut für unsere Leber und Galle!

Schauen Sie, ob sie Ihnen begegnet, und wenn ja, sammeln Sie ein wenig und mixen Sie sie in Ihren Drink. Eine Blüte – die sich allerdings nur am Vormittag geöffnet zeigt – nehmen Sie als Dekoration.

Die Wegwarte wird auch gezielt zur Behandlung von Hämorrhoiden eingesetzt. Diese sind übrigens Zeichen einer überlasteten Leber! Die Pflanze enthält Bitterstoffe, die Vitamine B, C, P und K, Aminosäuren, Mineralsalze, Eiweiß, Cumarin und Kalium.

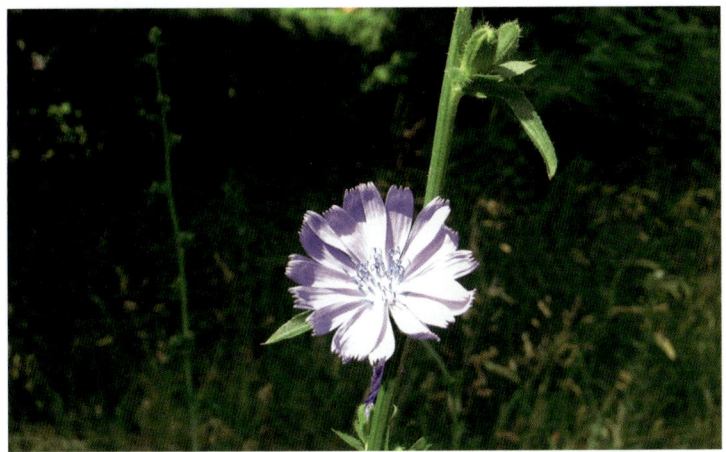

Der Wermut

Finden Sie Wermut auf der Wiese, sollten Sie ein paar Blättchen nehmen und ihn genüsslich kauen. Er ist sehr bitter und entfaltet seine großartige Wirkung in Ihrem Körper!

Seine Bitterstoffe bringen Ihren Organismus und den Stoffwechsel auf Hochtouren, sie aktivieren den Magen- und Gallensaft und helfen bei Übersäuerung des Magens. Der Wermut wirkt bei Unterfunktion der Galle und Leber, auch verbessert er die Eisenaufnahme und die Fettverbrennung. Er wirkt darüber hinaus bei Darmwürmern.

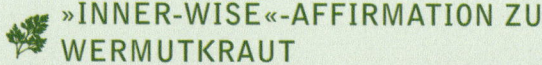

🌿 »INNER-WISE«-AFFIRMATION ZU WERMUTKRAUT

Lösen von Wut und Zorn. Verstopftes frei machen, Nicht-heilen-Wollendes endlich abschließen.
(Uwe Albrecht)

Das Wiesenschaumkraut

Das Wiesenschaumkraut ist eine wunderschöne essbare Blume. Es bereichert im Frühjahr mit seinen weißen oder fliederfarbenen Blüten unsere Wiesen. Alles von der Pflanze ist essbar.

Sie hat aufgrund ihrer Senföl-Glycoside einen scharfen Geschmack und erinnert leicht an Kresse – sehr würzig! Wiesenschaumkraut ist reich an Vitamin C und wirkt auf Leber und Nieren anregend. Es ist wunderbar einfach so roh zu essen oder im Salat. Natürlich kann das Wiesenschaumkraut auch in den Grünen Smoothie wandern, es bringt eine feine Schärfe in den Drink!

Die Wilde Möhre

Die Wilde Möhre hat eine doldenartige Krone mit weißen Blütchen, in deren Mitte eine einzelne schwarzrote Blüte sitzt, ihr Markenzeichen. Weiterhin ist ihr Stängel behaart.

Mit den Samen (die sich im Herbst ausbilden) und Blüten können wir Nieren und Blase unterstützen. Das Grün und die Blüte können im Grünen Smoothie mitgemixt werden.

Die Wilde Möhre hat nicht nur die bekannten Carotinoide, die Vorstufe zum Vitamin A, sondern auch die Vitamine B_1, B_2 und C. Zudem Flavonoide, Pektin, ätherisches Öl und einen hohen Gehalt an Mineralstoffen.

Achtung: Die Wilde Möhre hat starke Ähnlichkeit mit der giftigen Hundspetersilie. Seien Sie sicher, mit welchem Doldenblütler Sie es zu tun haben, da es noch einige weitere giftige Artgenossen mit weiß blühenden Dolden gibt.

Das Wilde Stiefmütterchen

Es ist wunderschön, das Wilde Stiefmütterchen mit seinen zarten, kleinen, bunten Gesichtchen. Die Pflanze ist essbar und auch als Heilkraut altbekannt. Die Blüten eignen sich hervorragend als Dekoration für die grüne Küche, das Stiefmütterchen blüht etwa von April bis September. Die Pflanze wurde immer schon zur Blutreinigung und zur Anregung des Stoffwechsels verwendet.

Sie enthält wertvolle Schleimstoffe, Gerbstoffe, Flavonoide, Vitamin C und E sowie Cumarine und auch etwas Salicylsäure.

Die wirkenden Pflanzenstoffe

Bitterstoffe

Aus unseren kultivierten Gemüsen sind die Bitterstoffe weitestgehend herausgezüchtet. Daher empfinden wir ein Blatt Löwenzahn meist als unangenehm. Die Mundschleimhaut zieht sich zusammen, es kommt dadurch zu einer Produktion von Magensaft, was sich sehr positiv auf unsere Verdauung auswirkt.

Zudem unterstützen die Bitterstoffe die Fettverdauung und somit unsere Leber und Galle.

Chlorophyll

Chlorophyll ist der Hauptbestandteil aller grünen Blätter. Der grüne Pflanzenfarbstoff wandelt das Licht der Sonne in Wachstumsenergie um, nährt so die Pflanze und lässt sie entstehen. Sein unschätzbarer Wert und seine Auswirkung auf unsere Gesundheit im Wechselspiel mit unseren Zellen ist noch lange nicht hinreichend erforscht. Ich glaube, dass wir erst einen kleinen Teil seiner Kräfte entdeckt und entschlüsselt haben! Es ist der Stoff, der die Bedeutung unserer grünen Nahrung ausmacht.

Wissenschaftliche Untersuchungen haben ergeben, dass Chlorophyll vor allem die folgenden Eigenschaften aufweist:

- Es reinigt unser Blut und
- erhöht dessen Sauerstoffgehalt.
- Es erhöht die Anzahl der roten Blutkörperchen,
- bindet und löst Giftstoffe im Körper,
- reinigt den Darm,
- ist ein Antioxidans und bindet freie Radikale,
- stärkt das Immunsystem,
- wirkt entzündungshemmend,
- unterstützt die Zellerneuerung und
- wirkt Übersäuerung entgegen.
- Und seine Struktur ist fast identisch mit der der roten Blutkörperchen (dem im menschlichen Blut anhaftenden Eisenmolekül steht im Chlorophyll ein Magnesiummolekül gegenüber).

Das Chlorophyll reinigt also unseren Organismus und gibt ihm Kraft und Leben zur permanenten Zellerneuerung! Alles Grün, das Sie essen, ob kultiviert oder gesammelt, hat lebendige, kraftvolle, rohe Urkräfte.

Sekundäre Pflanzenstoffe

Dies ist eine großgefasste Gruppierung von allen Pflanzenstoffen, die, im Gegensatz zu den primären Pflanzenstoffen, für die Pflanze »nicht lebensnotwendig« sind. Da die Pflanze sie sowohl zeitlich als auch räumlich oft an ihre Umgebung angepasst produziert, hat die Wissenschaft großes Interesse an ihren Wirkweisen. Bisher sind der Deutschen Gesellschaft für Ernährung (DGE) zufolge circa 100 000 verschiedene sekundäre Pflanzenstoffe identifiziert. 5000 bis 10 000 kommen dabei in der Nahrung vor.

Sekundäre Pflanzenstoffe sind zum Beispiel Saponine, Lipide, ätherische Öle, Glykoside, Gerbstoffe, Alkaloide, Oxalsäure, Flavonoide und Carotinoide.

Gerbstoffe

Auch die Gerbstoffe wirken als häufig vorkommender Pflanzenstoff auf unsere Gesundheit ein. Sie binden beziehungsweise neutralisieren Gifte, wirken entzündungshemmend, antibakteriell und antiviral. Ein Zuviel an Gerbstoffen wiederum ist für unseren Organismus nicht gesund. Sie schränken die Aufnahme von Vitaminen und Mineralstoffen ein. Daher sollte man Blätter mit vielen Gerbstoffen, wie zum Beispiel der Eiche, nur in Maßen essen und verarbeiten.

Flavonoide

Die Flavonoide sind ein Grundbestandteil vieler Pflanzen. Auch in Gemüse, Äpfeln und grünem Tee und so weiter sind sie enthalten. In besonders hoher Konzentration findet man sie jedoch in unseren Wildkräutern.

Kurz zu beschreiben ist die Tatsache, dass sich die Pflanze mit Flavonoiden vor äußeren »Angriffen« wie Befall und Befraß schützt. Dies kommt auch uns Menschen zugute.

Die Anthocyane (der dunkle, also blaue, rote, violette und blauschwarze Frucht- und Gemüsefarbstoff) sind kraftvoll wirkende Flavonoide. Flavonoide wirken stark antioxidativ, finden daher in der Krebsheilung und -vorbeugung immer mehr Aufmerksamkeit. Sie wirken sich positiv auf unseren Zellschutz und eine gesunde Zellerneuerung aus.

Oxalsäure

Einige unserer essbaren Pflanzen haben geringe bis größere Mengen an Oxalsäure, so zum Beispiel Spinat, Mangold, Sauerampfer oder Sauerklee. Am meisten Oxalsäure kommt im Rhabarber vor, vor allem in seinen Blättern. Rhabarber ist daher nicht zum rohen Verzehr geeignet, auch beim Kochen verarbeitet man nur die Stängel, nicht aber die Blätter!

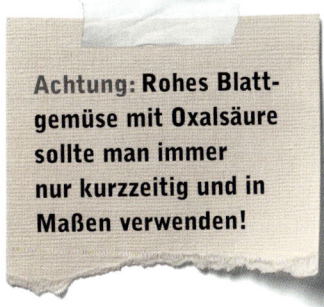

Achtung: Rohes Blattgemüse mit Oxalsäure sollte man immer nur kurzzeitig und in Maßen verwenden!

Oxalsäure bindet Calcium, und über diesen Calciumentzug kann es bei regelmäßigem Verzehr zu Schädigungen der Nieren kommen. Die Bildung von Nierensteinen kann in diesem Zusammenhang durch die Gabe von Zitronensäure aus Früchten vermieden werden. Auch blockiert Oxalsäure die freie Aufnahme von Eisen durch unseren Darm.

Saponine

Saponine zählen zu den heiltechnisch wirkenden Pflanzenstoffen, es sind die Schaum- und Seifenstoffe der Pflanze (das lateinische Wort *sapo* bedeutet »Seife«). Sie wirken harntreibend und entzündungshemmend. Sie unterstützen die Aufnahme von Mineralien im Darm.

Mixen Sie einen Grünen Smoothie mit Pflanzen, die einen hohen Anteil an Saponinen haben, bildet sich auf dem Drink eine manchmal beachtliche Schaumschicht! Wenn Sie dieser gesunde Schaum beim Trinken eher stört, löffeln Sie ihn einfach ab!

Schleimstoffe

Die Schleimstoffe gehören zu den wasserlöslichen Ballaststoffen. Sie bilden in kaltem Wasser Gele, die für unseren Körper sehr wirksam sind. Schleimstoffe werden vom Körper nicht aufgenommen, wirken aber als Transporteur für Giftstoffe, vor allem im Magen-Darm-Trakt. Sie haben die Eigenschaft, den Stuhlgang zu regulieren, wirken entzündungshemmend und können den Blutzucker- und Cholesterinspiegel senken.

Viele Pflanzen haben die wertvollen Schleimstoffe, so zum Beispiel die Taubnesseln, der Spitzwegerich, die Gänseblümchen, die Vogelmiere, das Wilde Stiefmütterchen und vor allem die Lindenblätter. Essen Sie ein Lindenblatt, und lassen

Sie es genüsslich im Mund zergehen. Eindeutiger kann man die in ihm enthaltenen Schleimstoffe kaum wahrnehmen.

Senföle

Senföle, korrekt Senfölglycoside, sind Stoffe, die die Pflanze zum Schutz vor Befraß produziert. Sie werden intensiv erforscht, zum Beispiel in der Krebsprävention. Auch wirken sie hemmend auf Bakterien und Viren. Besonders das Senföl des rohen Brokkolis, das Sulforaphan, findet mehr und mehr Zugang im Bereich der Gesundung. Senföle kommen in einigen scharf- oder kresseartig schmeckenden Pflanzen vor. So findet man Senfölverbindungen zum Beispiel in der Kapuzinerkresse, in Kohl und Rettich sowie im Wiesenschaumkraut.

Steine und Edelsteine

Gott hat in die Edelsteine wunderbare Kräfte gelegt,
welche die biologisch-materielle Welt mit der
geistig-sittlichen Welt verbinden.

Hildegard von Bingen

Beziehen Sie auch die Steine und Edelsteine mit in Ihren Entgiftungsprozess ein. Das sind über die Jahrtausende zu Stein gewordene Kräuter und Pflanzen, die uns in ihrer potenzierten Form energetisch zur Verfügung stehen.

Für mich ist die Energie der Steine, die mir auf meinen Wanderungen und Kräutertouren begegnen, immer ein bewusster Teil meines Weges. Nicht selten nehme ich eine Pflanze in die eine Hand, einen Stein aus dem Bach in die andere und wandere nach Hause. Die Wirkung der Steine auf unser System ist mit dem der Pflanzen zu vergleichen. Sie geht in Resonanz, der Stein oder die Pflanze wird in die Hand genommen und fängt an zu wirken. Probieren Sie es aus. Achten Sie auf die Steine und Kiesel, die Ihnen auf Ihren Touren begegnen, und lassen Sie sie Teil des Green-Detox-Weges werden. Es gilt nach meinem Empfinden das Gleiche wie für die Wirkung der Kräuter und Pflanzen. Ebenso wie Sie Kräuter in einer Wasserkaraffe ansetzen können, um dann die Essenz zu trinken, können Sie auch Edelsteine in Wasser legen und das Wasser in den Green-Detox-Prozess integrieren oder sogar mit diesem Wasser den Grünen Smoothie mixen. So lassen sich einzelne Organe und Energiesysteme im Körper positiv beeinflussen.

Fangen Sie an, die einzelnen Welten, die alle zusammengehören und eins sind, zu verbinden. Werden Sie kreativ und spüren Sie in allem die ähnliche Wirkung und Schwingung, experimentieren Sie weiter mit Ihrer persönlichen Synchronizität.

Ansonsten können Sie natürlich die Steine auf den Körper auflegen, in der Hand tragen, einfach in der Hosentasche mitnehmen und immer wieder bewusst Altlasten an den Stein abgeben. Wichtig ist die regelmäßige Reinigung und neue Energetisierung der Edelsteine. Dies geschieht meistens durch Halten unter fließendes Wasser und das Auftanken in der Sonne. Hier gibt es Unterschiede, erkundigen Sie sich in der einschlägigen Literatur je nach dem Stein, mit dem Sie arbeiten möchten.

Wenn Ihnen das alles zu esoterisch ist, gefällt der Stein Ihnen vielleicht als Anhänger an einer Kette, die Sie tragen.

Es gibt mittlerweile auch viele Goldschmiede, die wundervolle Kreationen im Bereich Naturschmuck herstellen. So findet zum Beispiel der kraftvolle Kieselstein, den Sie auf einer Ihrer Wanderungen gefunden haben, einen nachhaltigen Einsatz am Körper. Zwei Kontakte finden Sie unter Links & Literatur. Folgende Edelsteine finden nun offiziell in der Heilkunde Verwendung:

- *für die Entgiftung und Entschlackung:* Hämatit, Malachit und Saphir;
- *für die Entgiftung:* Carneol, Citrin, Dolomit, Gelber Jaspis, Rosenquarz und Schwarzer Turmalin;
- *für die Entschlackung:* Beiger Moosopal, Bergkristall, Biotit, Brauner und Weißer Andenopal, Grüne Jade, Howlith, Landschaftsjaspis, Onyx, Rauchquarz, Regenbogenfluorit, Rheinkiesel, Rhodochrosit, Roter Jaspis, Schwingquarz, Tigereisen und Vesuvian;
- *gegen die Übersäuerung:* Alexandrit, Apachentränen und Pyritsonne.

Und einer der kraftvollsten Edelsteine überhaupt ist der Herkimer Diamant. Er heißt zwar »Diamant«, ist aber ein von Natur aus doppelendiger Bergkristall, der ungeschliffen auch durch seine einzigartige Form stark auf unsere Vitalität und Lebensenergie einwirkt. Er findet Verwendung bei der Auflösung von Blockaden und Stauungen. So kann man ihn gut verwenden, um den Green-Detox-Prozess aktiv zu unterstützen, zum Beispiel die Lymphe wieder in Fluss zu bringen.

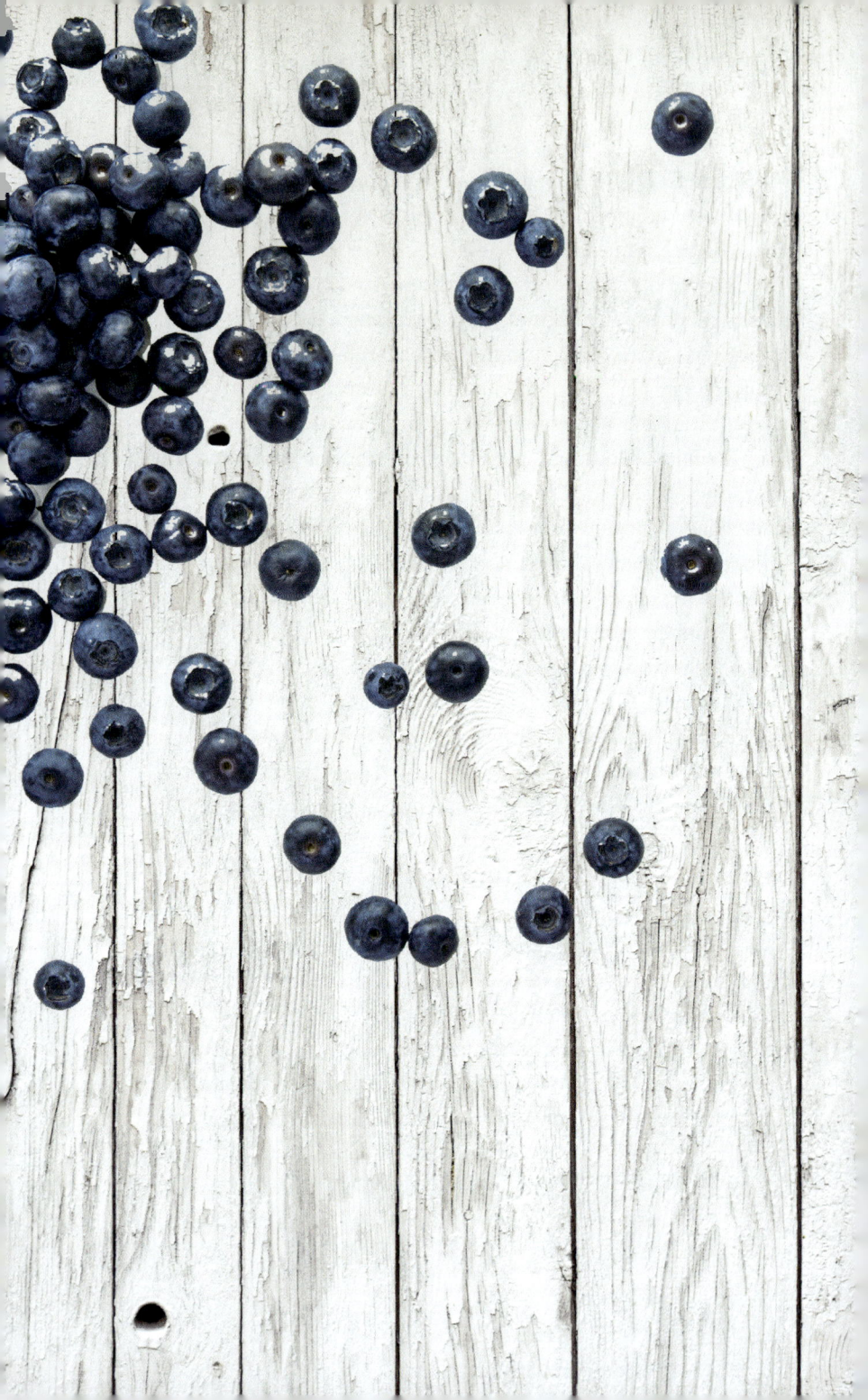

6. IHRE GREEN-DETOX-WOCHE

Finden Sie für sich den richtigen Zeitpunkt, um Ihren ersten konkreten Green-Detox-Tag einzulegen. Wählen Sie eine Phase, in der Sie – vor allem an den ersten drei Tagen – zwischendurch eine Ruhephase einlegen oder auch schlafen gehen können. Da wir uns sehr intensiv mit der grünen Natur beschäftigen, nehmen Sie sich auch Zeit für längere Spaziergänge. Der gelebte Kontakt mit der grünen Welt ist Teil Ihrer Neuausrichtung und kann Wunder wirken. Führen Sie immer wieder eine der im Buch beschriebenen Übungen in der Natur aus, und experimentieren Sie damit.

Die drei Prinzipien der Ausgleichung

Um herauszufinden, wie ein ausgeglichener Green-Detox-Tag und grundsätzlich ein ausgeglicheneres Leben für Sie gestaltet werden könnte, schauen wir uns einmal an, welches Prinzip der Ausgleichung Sie am meisten anspricht.

Und nehmen Sie auch wahr, dass das Gefühl von absolutem Chaos in Ihrem Leben oder auch in Ihrem Körper der Moment ist, an dem Sie sich im Feld der höchsten Kreativität befinden. Manchmal braucht es das wilde Chaos, um von da aus die neue kosmische Ordnung in Ihrem Leben zu etablieren.

Alles, was aus einer natürlich gesunden Balance kippt, wird uns nachhaltig schwächen. Was bedeutet für Sie entgiften? Welche Bereiche sind davon betroffen? Auch Gedanken? Emotionen? Finden Sie diese Felder in Ihrem Leben heraus, und öffnen Sie sich für den Weg der sanften Entgiftung mithilfe unserer Pflanzen und Kräuter, mit Unterstützung unserer Natur – auf allen Ebenen.

Je mehr wir uns in allen Lebensbereichen in einer ausgewogenen Mitte befinden, umso entspannter lebt unser System. Alles, was wir zu lange unausgewogen leben, egal, ob es sich dabei um Süchte handelt, um ungesunde Nahrung, um zu wenig Schlaf, um zu viel Arbeit und Stress, es hat Einfluss auf unsere Gesundheit.

Und je besser wir diese Ausgleichung in unserem Leben und unserer Ernährung etablieren, desto kraftvoller können wir unsere Basis für ein gesundes Leben erschaffen.

Es gibt zum Beispiel drei Prinzipien der Ausgleichung, die Sie sich bewusst machen können, mit denen Sie an Ihrer Balance »arbeiten« können. Welches Symbol wirkt am stärksten in Ihnen?

- Das erste Prinzip der Ausgleichung – die *Lemniskate*
- Das zweite Prinzip der Ausgleichung – die *Waage*
- Das dritte Prinzip der Ausgleichung – *Yin und Yang*

Die Lemniskate ∞

Das erste Prinzip der Ausgleichung ist das Zeichen für die Unendlichkeit, die liegende Acht oder Lemniskate (vom lateinischen *lemniscus* für »Band«, »Schleife«).

Links und rechts im Ausgleich, männlich, aktiv, handelnd und weiblich, passiv, empfangend.

Es gibt keinen Anfang und kein Ende, alles schwingt immer weiter, ein fließender Rhythmus, stetig, zuverlässig, unendlich. Und in der Mitte der Punkt, der alles zusammenhält, an dem alles und auch nichts vorhanden ist, der Nullpunkt. Der Punkt mit der alles umfassenden Energie, an dem, symbolisch gesprochen, alles miteinander verbunden ist ... Der Punkt, von dem aus alles möglich ist!

Die Waage ⚖

Das zweite Prinzip der Ausgleichung ist die Ausgewogenheit, symbolisiert durch die Waage. Das sorgfältige und bewusste »Abwägen« wird durch die Waage wunderbar versinnbildlicht. Green Detox unterstützt und animiert Sie, die Dinge ins Gleichgewicht zu bringen, das Gleichgewicht wiederherzustellen, die Bereiche in Ihrem Leben zu identifizieren, die aus der Balance gekippt sind, und gegenzusteuern. Und beziehen wir den Klang des Lebens mit ein, dann können wir auch sagen: die Dinge in Einklang zu bringen.

Die Waage ist das Symbol für die erreichte Ausgeglichenheit, die Ordnung, die es herzustellen gilt und die Grundlage aller Gesundheit ist.

Yin und Yang

Unser drittes Prinzip der Ausgleichung wird dargestellt vom Yin-und-Yang-Zeichen, einem Symbol aus der TCM beziehungsweise der chinesischen Philosophie.

Zwei Hälften, die zusammenfließend ein Rundes ergeben, und von jedem Teil lebt einer im anderen. Kein gerader Strich trennt linke und rechte Seite, nein, die Ausgewogenheit ist fließend, zwei Hälften, die einander bedingen: die Einheit in der Dualität, die Aufhebung oder Ausgleichung der Polarität. Yin (schwarz) steht für das weibliche Prinzip, passiv und empfangend, es wird mit dem Mond assoziiert. Yang (weiß) steht für das männliche Prinzip, aktiv und wärmend, verbunden mit der Sonne. Dabei sind die dem Weiblichen und dem Männlichen zugeordneten Attribute in keinerlei Hinsicht wertend gemeint.

Licht und Schatten. Unser ganzer Körper und das Organsystem ist in der TCM auf diesem Prinzip aufgebaut. Jedes Yin-Organ hat einen Yang-Partner und arbeitet eng mit ihm zusammen. Sie können ohne einander nicht sein.

Experimentieren Sie damit.

Eine Übung der Mitte

Legen Sie die linke Hand über den Kopf auf die rechte Kopfseite.

Legen Sie die rechte Hand über den Kopf auf die linke Kopfseite.

Ihre Handgelenke und Arme kreuzen sich nun über Ihrem Kopf.

Beschreiben Sie mit Ihrem Kopf die Lemniskate, die liegende Acht. Atmen Sie bewusst, und spüren Sie das Zusammenkommen der linken und der rechten Gehirnhälfte.

Erweitern Sie diese Bewegung nach unten durch Ihren Körper hindurch. Beschreiben Sie mit Ihren Schultern, Ihrer Hüfte, Ihren Knien… die liegende Acht, kreisen Sie. Lassen Sie Ihren Körper die Lemniskate in allen Bereichen bewegen – fließend.

Machen Sie sich keine Gedanken, lassen Sie Ihren Körper die Bewegungen übernehmen, und spüren Sie ihnen nach.

Das ist eine Körperübung für den Morgen und für jeden geeigneten Moment des Tages. Vielleicht malen Sie sich zur Erinnerung eine kleine liegende Acht in die Handinnenfläche oder auf den Arm ...

Ihre ganz persönliche Ausgleichung

Achten Sie schon beim Lesen auf die Impulse, die Ihnen Kraft geben, Sie neugierig machen oder vielleicht auch zum Schmunzeln anregen. Auf jeden Fall all die Impulse, die Energie in Ihnen in Bewegung setzen, egal, auf welcher Ebene. Alles, was in Resonanz geht, hat mit Ihnen und Ihrem Weg zu tun, Sie erinnern sich – die Synchronizität, über die wir zum Anfang von Kapitel 5 (»Die Green Detox Power«) gesprochen haben (siehe auch das Glossar im Anhang).

Wie genau Sie Ihren Green-Detox-Tag gestalten und für sich umsetzen, auch abhängig von der jeweiligen Jahreszeit, bleibt konkret Ihnen überlassen. Es ist jetzt an Ihnen, herauszufinden, wann Ihre Hungerphasen sind, wie Sie mit alten Kompensationsmechanismen umgehen und sich aus Süchten herausziehen – immer den Fokus auf einer ausgeglichenen nachhaltig gesunden grünen Ernährungsweise.

Ob Sie also eine Weile nur frische Gemüsesäfte und Tee trinken, ausschließlich mit Grünen Smoothies beginnen, ob Sie reine Rohkost, vegane Kost oder auch andere Bereiche für sich gelten lassen, wie viel und in welcher Reihenfolge, das vermag ich Ihnen nicht vorzugeben. Und es ist mein Anliegen, dass Sie mit Hilfe dieses Buches Ihren individuellen Rhythmus finden. Können Sie leichter am Vormittag ein Hungergefühl zulassen und mit Säften arbeiten, oder fällt Ihnen das am Nachmittag und Abend leichter?

Auch ob Sie zur »Entschlackung« Ihres Umfelds Umzugskisten kaufen, große Kleidersäcke, im Keller oder in Ihrem Kleiderschrank anfangen, ob Sie Bücher verschenken oder einfach auf einer Parkbank für die Nachfolgenden liegen lassen, ob Sie Kleider verkaufen, in einen Kleidercontainer geben, der Diakonie schenken oder im Frauenhaus abgeben, ist Ihr ganz persönlicher Weg. Geben Sie Sachen weiter, geben Sie Gegenstände in den materiellen Kreislauf zurück, und fühlen Sie, wie sich Ihr Umfeld erleichtert.

Werfen Sie nicht alles weg, dafür sind viele Sachen zu schade, denken Sie auch in Ihrem Aufräumprozess nachhaltig. Geben Sie die Dinge weiter! Es gibt so viele soziale Einrichtungen, die für Spenden dankbar sind. Sie sind der Gestalter!

All diese Vorgehensweisen sind sehr individuell, und Sie werden mühelos Ihren eigenen Weg finden. Machen Sie für sich einen kraftvollen guten Prozess daraus.

Dieser Prozess kann der Beginn einer wunderbaren Bereicherung werden: der Liebe zum Geben und Teilen. Der Green-Detox-Weg kann Sie *radikal* (im Sinne von »an der Wurzel«) verändern. Green Detox ist Ihr Motivator für diesen Weg – good luck!

Wenn Sie nun also mit den ersten grünen Entgiftungsideen beginnen, der Fokus auf die grüne lebendige Nahrung und das Klären des Körpers gerichtet ist, wird Ihr Organismus reagieren. Das kann sehr spürbar sein oder auch ganz subtil. Grundsätzlich können Sie also in den ersten Tagen mit körperlichen oder auch emotionalen Reaktionen rechnen.

Nehmen Sie eine gesunde Portion Humor mit auf die Reise, lachen Sie mit sich – es heißt jetzt, »einen neuen Blick auf die Dinge zu etablieren«.

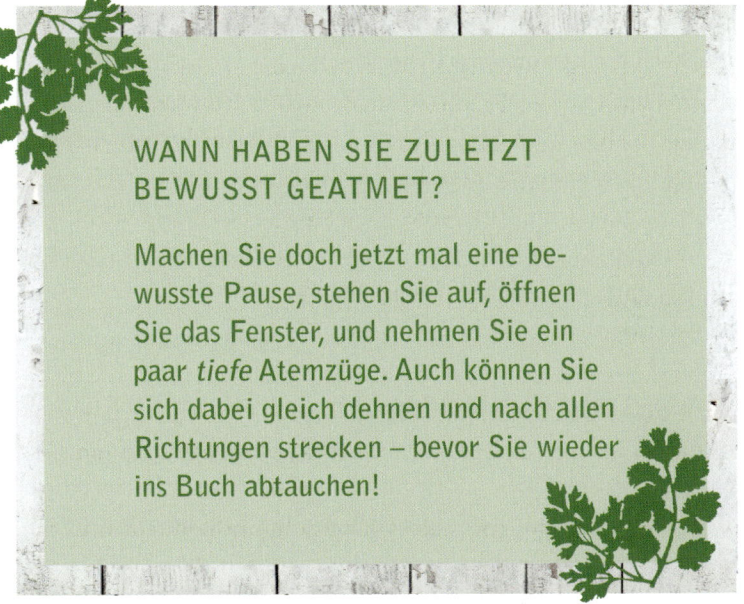

WANN HABEN SIE ZULETZT BEWUSST GEATMET?

Machen Sie doch jetzt mal eine bewusste Pause, stehen Sie auf, öffnen Sie das Fenster, und nehmen Sie ein paar *tiefe* Atemzüge. Auch können Sie sich dabei gleich dehnen und nach allen Richtungen strecken – bevor Sie wieder ins Buch abtauchen!

Schauen Sie ebenso, welche anderen Bereiche Ihres Lebens Ihre Aufmerksamkeit gewinnen, nachdem Sie sich auf den Weg gemacht haben. Halten Sie auch im Haus Frühjahrsputz, räumen Sie – wie schon angesprochen – auf, und misten Sie aus, klären Sie Ihre Wohnsituation. Nichts ist wirkungsvoller, als auch hier Raum zu schaffen, damit Neues entstehen kann. »In einen vollen Eimer kann man nichts mehr hineinfüllen.«: Dieser Spruch gilt im übertragenen Sinne natürlich für unseren Körper, aber auch für alle anderen Lebensbereiche.

Wenn Sie sich reich beschenken wollen, wenn Sie Lust auf Lebendigkeit und Beweglichkeit haben, schenken Sie sich diesen Raum zu Hause!

Schaffen Sie Raum.

Nur wo Leere ist, kann etwas Neues Platz finden.

Dies ist eines unserer Urgesetze.

Das bedeutet auch: Schaffen Sie sich Freiräume.

Nachfolgend finden Sie eine Liste mit konkreten Anwendungen und unterstützenden Maßnahmen, Ihre Entgiftungsreise zu gestalten. Probieren Sie aus, was bei Ihnen wirkt und zu welcher Tageszeit es für Sie am kraftvollsten ist. Nutzen Sie die ganze Palette der Möglichkeiten.

Die gezielte Ausleitung

Wie wir gesehen haben, öffnen wir uns mit Green Detox einem für viele oft neuen, aber eigentlich uralten Feld der natürlichen Entgiftung. Die tägliche Einbeziehung der grünen Blätter, des Chlorophylls, der Pflanzenvitalstoffe, vor allem auch im Grünen Smoothie, erschafft uns die gesunde Basis für eine neue Lebenskultur. Die Säuren und Gifte im Körper werden aufgespürt, und die Entgiftungsorgane arbeiten besser. Nun brauchen wir Trägersubstanzen, mit denen wir die gelösten Schadstoffe aus dem Körper ausleiten und die freigesetzten Säuren neutralisieren können. Vor allem dem Zeolith und der Chlorella-Alge werden sowohl bei der Entsäuerung und Ausleitung eine besondere Rolle als auch eine aufbauende Wirkung bei starker Entmineralisierung zugesprochen. Chlorella leitet sogar Schwermetalle aus.

Der Zeolith

*Durch sein noch nie da gewesenes Entgiftungspotenzial
ist das Vulkanmineral Zeolith ein wahrer Segen für den mit
Schadstoffen verseuchten modernen Menschen von heute.*

Dr. med. Ilse Triebnig

Der Zeolith ist ein Vulkangestein, ein Mineral mit einem großen Vorkommen auf der Erde. Er besitzt aufgrund seiner wabenähnlichen Kristallstruktur eine außergewöhnlich hohe Absorptionsfähigkeit für Schadstoffe sowie Schwermetalle. Außerdem ist er ein starker Radikalefänger, also ein starkes Antioxidans, und reguliert unseren pH-Wert durch die Ausgleichung des Säureüberschusses.

Zeolith wirkt sich also ganzheitlich positiv auf unseren Körper und unser Immunsystem aus und ist der Trägerstoff für freigesetzte Gifte, Schadstoffe und Schwermetalle schlechthin.

Zeolith, als Pulver eingenommen, unterstützt die Absorption der Gifte im Darm und so auch die Leber und Nieren. Entlastet also den Körper durch den Abtransport der Gifte und auch durch die Versorgung des Körpers mit seinen besonders reichen Inhaltsstoffen, systemisch wirkenden Mineralkomplexen.

Auch morgens bietet es sich an, als Erstes mit in Wasser gelöstem Zeolith zu gurgeln: Einen Teelöffel Zeolith in lauwarmem Wasser gelöst eine Weile gurgeln und spülen, dann ausspucken, was fast so effektiv wie Zähneputzen ist. Zeolith bindet die Gifte zum Beispiel aus den Zahnzwischenräumen. Getrunken, wirkt er größtenteils im Darm.

Chlorella

Chlorella ist eine Mikroalge, eine Süßwasseralge, die im Körper wie ein Schwamm wirkt und die freien Gifte und Schwermetalle an ihre Zellen bindet. Sie kann so aber nicht nur die gelösten Schwermetalle im Körper binden, sondern auch viele Umweltgifte wie zum Beispiel Dioxin und Formaldehyd. Sie unterstützt eine verbesserte Abfuhr der Schadstoffe und eignet sich daher besonders als Begleitung eines Reinigungs- und Klärungsprozesses. Dank ihres sehr hohen Chlorophyllgehalts trägt sie parallel dazu zum Wiederaufbau des Körpers bei.

Die Chlorella-Alge hat genetisch bedingt ein besonders schnelles Wachstum. Diese Wirkung übt sie auf unsere probiotischen Darmbakterien aus: Chlorella vermehrt diese ebenfalls. Sie dient uns somit als absolut hochwertiges Nahrungsmittel (Superfood), da sie mit ihrem hohen Vitamin- und Mineralstoff- sowie Chlorophyll-Anteil positiv auf jede Zelle unseres Organismus einwirkt. Sie ist bekannt für ihre großartige Bioverfügbarkeit, also eine besonders hohe Aufnahmefähigkeit der Inhaltsstoffe durch unseren Körper.

Wichtig: Die Eigenschaft, Schwermetalle zu binden, ist im Besonderen der Chlorella-Alge zu eigen. Dies gilt zum Beispiel nicht für die ebenfalls hoch geschätzte Spirulina- oder Afa-Alge.

Sie kann nach dem Ausgleich einer starken Übersäuerung, die mit einer Entmineralisierung einhergeht, wunderbar zum Aufbau des Mineralstoffhaushalts eingenommen werden. Auch wirkt sie sehr positiv auf unsere roten Blutkörperchen (Hämoglobin) und hilft bei Eisenmangel. Ihr Gehalt an Vitamin B_{12} macht sie auch für vegan lebende Menschen zu einer wertvollen Pflanze.

Beide Stoffe, Zeolith und Chlorella, können Sie täglich in Ihre körperliche Regeneration mit einbeziehen. Die Intensität der Detox-Prozesse ist je nach Fall sehr unterschiedlich und sollte individuell besprochen werden. Lassen Sie sich fachlich begleiten. Nicht immer spürt man eindeutig, dass zum Beispiel der Darm so belastet ist, dass er gar nicht die ganze Fülle an Vitalstoffen aufnehmen kann. Manchmal wird das erst nach Monaten erkennbar. Sobald Sie bemerken, dass sich trotz täglicher Zufuhr roher Vitalkost Mangelerscheinungen und Müdigkeitssymptome nicht verändern, braucht es einen zweiten Blick. Durch gezielte Reinigungskuren von Darm, Leber oder auch Nieren verändern sich diese Symptome häufig.

Weitere Green-Detox-Unterstützer

Zum Green-Detox-Weg, der den Fokus auf das Grün in der Nahrung legt, auf die Balance in unserer täglichen Ernährung, gehören ein paar weitere klassische Unterstützer aus der ganzheitlichen Entgiftungswelt dazu. Sie dürfen hier nicht fehlen, da sie neben all der leckeren lebendigen Nahrung den Körper kraftvoll aktivieren können.

Ganz entscheidend ist der Tagesbeginn. Über Nacht haben unsere Leber und die Entgiftungsorgane jede Menge Toxine und Schadstoffe gefiltert, die morgens als Erstes ausgeschwemmt werden wollen. Und dies vor dem ersten Verzehr neuer Nahrung. Außer dem effektiven Binden der wasserlöslichen Gifte über die Mundschleimhaut zum Beispiel mittels Zeolith und Chlorella fangen Sie also damit an, die angelagerten Gifte jeden Tag auszuspülen:

- *Gifte und Schadstoffe der Nacht ausschwemmen:* Kochen Sie sich morgens das sogenannte ayurvedische Wasser. Nehmen Sie dafür nach Möglichkeit einen Emailtopf, und kochen Sie Wasser für circa 5 bis 7 Minuten lang ab. Diesem Wasser wird eine besonders kraftvolle Qualität zugesprochen! Trinken Sie es nüchtern. Zum einen ist es nach dem Kochen sehr aufnahme*fähig* für Gifte, zum anderen ist es durch die Verwirbelung beim Kochen energetisiert! Auf diese Weise spülen Sie die über Nacht freigesetzten wasserlöslichen Gifte optimal aus Ihrem Körper aus.

- *Kochen Sie sich Ingwerwasser:* Nehmen Sie dazu ein paar Scheiben frische Ingwerwurzel, und köcheln Sie diese in Wasser. Ingwerwasser können Sie zu jeder Tageszeit in Ihren Plan mit einbauen. Vor allem auch im Winter, wenn es Sie eher fröstelt.

- *Effektives Binden der fettlöslichen Gifte über die Mundschleimhaut:* Das bekannte Ölziehen unterstützt sehr kraftvoll Ihre Entgiftung. Nehmen Sie dazu einen großen Esslöffel neutrales Öl (zum Beispiel Sonnenblumenöl) in den Mund und ziehen Sie es immer wieder durch die Zähne. Spucken Sie das Öl aus, und spülen Sie mit lauwarmem Wasser nach. Schon nach einigen Tagen merken Sie an Farbe und Geschmack des Öls, dass sich weniger Giftstoffe in Ihrem Mund angelagert haben.

- *Bewusstes Duschen:* Duschen klärt die Energien und kann auch bei der Entgiftung sehr unterstützend sein! Leber und Nieren können durch das Halten des warmen Wasserstrahls auf die jeweilige Organregion aktiviert und gestärkt werden! Auch kalt abduschen ist basisch.

• *Schulen Sie Ihr Hungergefühl:* Ein bereits gut erforschter und bekannter Rhythmus aus der Chronobiologie, der »Rhythmus der inneren Uhr«, ist der bereits erwähnte Rhythmus des Hungers. Trinken Sie ausreichend Wasser – bei Bedarf mit einem Esslöffel Zeolith oder auch der klassischen Heilerde. Versuchen Sie, mit frischen Gemüsesäften oder anderer lebendiger Flüssignahrung diese Phase zu verlängern. Sie nehmen somit leicht Verdauliches zu sich und schwemmen gleichzeitig Schadstoffe aus. Die perfekte Mischung für den Beginn eines Green-Detox-Tags!

• *Trinken Sie den Grünen Smoothie nur, wenn Sie hungrig sind:* Wenn Sie Hunger haben, Ihr Magen also leer und durchlässig ist, ist der richtige Zeitpunkt, Ihren Grünen Smoothie zu sich zu nehmen. So verhindern Sie eher unangenehme Interaktionen mit noch nicht oder teilweise verdautem Essen. Trinken Sie den Grünen Smoothie langsam und mit bewussten Schlucken, lassen Sie Ihre Mundschleimhaut Kontakt aufnehmen. Kauen Sie ihn, aktivieren Sie so die Information an Ihre Verdauungsenzyme: Es kommt Zellnahrung! Spüren Sie die ganze Vitalität der rohen natürlichen Nahrung, der Vitamine, Mineralstoffe, Enzyme, des Chlorophylls, der Bitterstoffe, der Aminosäuren und all der sekundären Pflanzenstoffe, die sich in Ihrem Grünen Smoothie befinden.

• *Sie haben Kopfschmerzen:* Kopfschmerzen in den ersten ein bis drei Tagen während einer Phase der Entgiftung sind ganz »normal«. Einige Gifte durchwandern die Blut-Hirn-Schranke und lagern sich auch in unserem Kopf ab. Das klassische Beispiel ist der Kaffee. Kopfschmerzen in den ersten Tagen der Entgiftung liegt häufig ein Koffeinentzug zugrunde. Trinken Sie viel Wasser, lebendige Säfte und Grüne Smoothies. Leiten Sie durch warme Basenfußbäder aus, auch die Kopfschmerzen!

• *Sie frieren – Wärme unterstützt die Entgiftung:* Bei einer Entgiftung zu frieren ist ebenfalls sehr natürlich. Der Körper braucht seine ganze Aufmerksamkeit und Energie, um die alten Depots zu öffnen und die dort verstauten Schadstoffe abzutransportieren. Auch kann das Gefühl von Kälte dadurch entstehen, weil sich Ihr Energiesystem verändert! Nehmen Sie ein Natron- beziehungsweise Basenfußvollbad. Das Wasser sollte nicht viel wärmer als Körpertemperatur sein, also circa 37 Grad Celsius, dann unterstützt die Wärme die natürliche Entgiftung. Ein zu heißes Bad schwächt den während der Entgiftung schon stark beanspruchten Körper und Kreislauf und kann Sie sehr viel Energie kosten (Badezeit: 20 bis 30 Minuten). Unsere Fußsohlen sind wahre Entgiftungsmeister, die wir konkret zur Reduzierung unserer Übersäuerung mit einbeziehen können.

• *Trinken Sie ausreichend stilles Wasser:* Trinken Sie grundsätzlich viel reines, mineralstoffarmes stilles Wasser. Es hat die natürliche Tendenz, sich zu sättigen, und ist so perfekter Träger für angelagerte Giftstoffe. Verzichten Sie auf Getränke mit Süß- und Zuckerstoffen, Kohlensäure, Kaffee, auch schwarze oder aromatisierte Tees.

• *Füllen Sie Ihren Elektrolythaushalt:* Trinken Sie viele basische Brühen, um Ihren Elektrolythaushalt lebendig und in Aktion zu halten. Dieser ist ausschlaggebend für das Funktionieren unseres Stoffwechsels und auch des Lymphsystems. Nehmen Sie dafür zum Beispiel Miso-Suppen oder reine Gemüsebrühen.

- *Der Basenkick im Tee und Wasser:* Wenn es Sie anspricht, geben Sie regelmäßig eine Prise Natron in Ihr Glas Wasser. Oder auch eine Prise Nelke in Ihren Tee. Beides wirkt stark basisch. Natürlich auch die klassische ausgepresste Zitrone in einem Glas warmem Wasser.

- *Immer mal wieder einen Fastentag einlegen – das entspannt:* Bauen Sie immer wieder Fasten- oder Flüssigkeitstage mit Wasser, Kräutertee, Gemüsesäften, Grünen Smoothies oder auch deren Essenz ein (ein perfekter Tag dafür ist der Tag des Neumondes).

- *Ihr Darm reagiert über einen längeren Zeitraum unangenehm:* Dann gilt der Grundsatz »Weniger ist mehr«:

  a) Lassen Sie Ballaststoffe weg: Filtern Sie Ihren Grünen Smoothie, und trinken Sie nur die Essenz.

  b) Entlasten Sie Ihren Darm durch regelmäßige Einläufe: Machen Sie während der Detox-Phase, vor allem am Anfang, regelmäßig Einläufe. Kaufen Sie sich ein Klistier, und machen Sie Ihre Einläufe zum Beispiel mit lauwarmem Wasser und einem Teelöffel Zeolith. Alternativ können Sie hierfür natürlich auch einen Therapeuten finden, der die Darmreinigung mit Ihnen durchführt.

  c) Nehmen Sie probiotische Bakterien aus der Apotheke, und bauen Sie so parallel die Darmflora auf!

Fühlen Sie grundsätzlich, dass Sie mit einer sanften Entgiftung nicht wirklich weiterkommen, lassen Sie Blut, Urin, Speichel und Haare untersuchen, um eventuelle Belastungen durch Schwermetalle zu verifizieren, und gehen Sie mit professioneller Unterstützung konkret eine Darm- oder Leberreinigung an.

Unterstützen Sie sich und Ihren Körper täglich generell auch durch Folgendes:

* Nahrungsmittel mit einem hohen Anteil an Antioxidanzien,
* ausreichende und regelmäßige körperliche Bewegung zur Aufnahme von reichlich Sauerstoff, zur Aktivierung Ihrer Lymphe und des Immunsystems,
* Abschalten der Strahlung von Mobiltelefon und WLAN so häufig wie möglich, vor allem nachts,
* mehrfaches Klopfen der Thymusdrüse zur Stärkung Ihres Immunsystems (die Thymusdrüse steht für die Lebenskraft, sie liegt in der Mitte des Brustbeins und kann durch regelmäßiges Klopfen aktiviert werden),
* Entspannungsphasen sowie viel Schlaf,
* Dehn- und Streckübungen, vor allem morgens, Yoga,
* bewusstes Atmen,
* Bürstenmassagen,
* Saunagänge,
* Schwitzen,
* Barfußlaufen, vor allem auf Wiesen, Holzböden, Sand, Steinen oder auch im Wald – und noch einmal
* bewusstes Atmen!

Die ganz einfache Frage »Gibt es mir Energie – nimmt es mir Energie?« ist die Basis, die Sie für sich bei allen Maßnahmen und Möglichkeiten, bei jedem Gegenstand, jedem Möbelstück, jedem Kleidungsstück, jedem Lebensmittel, jedem Kraut, das Sie in die Hand nehmen, als Entscheidungshilfe nutzen können.

Manche Dinge waren einmal kraftvoll, haben aber ihren

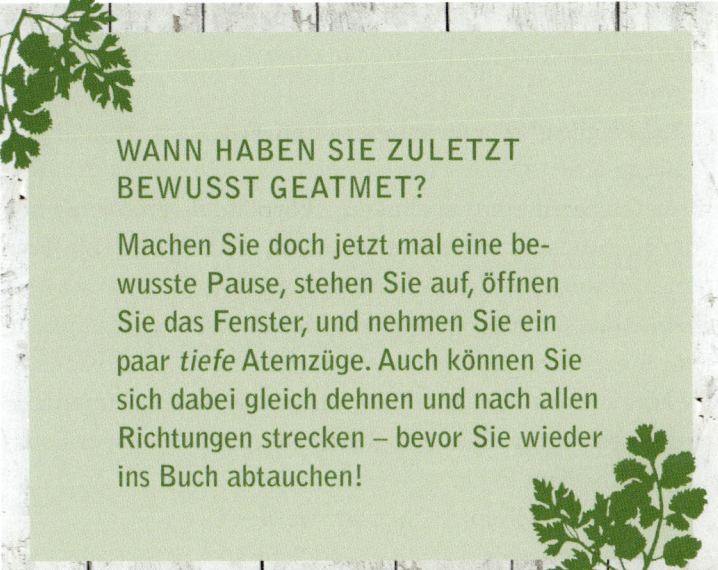

WANN HABEN SIE ZULETZT BEWUSST GEATMET?

Machen Sie doch jetzt mal eine bewusste Pause, stehen Sie auf, öffnen Sie das Fenster, und nehmen Sie ein paar *tiefe* Atemzüge. Auch können Sie sich dabei gleich dehnen und nach allen Richtungen strecken – bevor Sie wieder ins Buch abtauchen!

Zweck erfüllt. Sie haben Sie einige Jahre erfreut oder an einen wunderschönen Urlaub erinnert, aber das ist lange her. Nun hat sich die Energie, also auch die Resonanz zu Ihnen, über die Jahre neutralisiert. Sie belegen aber einen energetischen Raum in Ihrem Energiefeld, der für Neues freigegeben werden will.

Interessant wird dieses Thema, wenn wir uns die Freunde und Menschen in unserem näheren Umfeld anschauen. Trauen Sie sich, diese Frage auch bei Menschen zu stellen, die vielleicht nicht mehr so ganz in Ihren Freundeskreis passen. Wenden Sie diese einfache und effektive Frage an, wo immer Sie das Gefühl haben, es fühlt sich etwas unklar, kräftezehrend, ermüdend, auslaugend, stagnierend, langweilig, nutzlos, passiv, ohnmächtig, auf Kompromissen aufbauend, wacklig, instabil und so weiter an.

Schreiben Sie sich die Begriffe und Bereiche auf, die Ihnen dazu einfallen und auf Ihre ganz persönliche Klärungsliste gehören!

Folgen Sie Ihrem Rhythmus. Kreieren Sie sich in Ihrem Zuhause einen Detox-Platz, an dem Sie sich gern aufhalten, Ihren Grünen Smoothie trinken, Aufzeichnungen vornehmen oder auch mal in die Meditation und die Stille gehen. Ein buntes Sitzkissen zum Beispiel, ein Lieblingssessel. Der Platz wird eine starke Wirkung entwickeln und Sie dabei unterstützen, dem Prozess treu zu bleiben – morgens, mittags und abends. Sie können sich über den Platz immer wieder motivieren und bewusst aktivieren, dem Ausgleich in Ihrem Leben mehr Raum zu geben.

Sieben Tage Green Detox

Mit folgender beispielhafter Green-Detox-Woche setzen Sie Ihrem System ein klares Zeichen. Freuen Sie sich auf Bewegung in Körper, Geist und Seele, und genießen Sie diese Woche des Loslassens und Aufatmens. Ihre Organe kommen in die Entspannung, und Ihr System klärt sich.

Unbedingt möchte ich auch darauf hinweisen, dass Ihre konkrete Situation ganz essenziell für die Dosierung der Detox-Impulse ist. Bitte achten Sie also darauf, ob Sie zu den Neulingen im Bereich der Grünen Smoothies zählen, bei denen meist schon eine Dosis von zwei 0,2-Liter-Gläsern am Tag einiges in Bewegung bringt. Oder sind Sie ein Grüner-Smoothie-Fan, der schon ein Jahr lang täglich den grünen Zaubertrank trinkt und jetzt ganz konkret eine Entgiftungswoche einplant? Die Wirkung der lebendigen grünen Nah-

🌿 CHECKLISTE: WAS STEHT ALS NÄCHSTES AN?

- Aufräumen.
- Ausmisten.
- Klären.
- Bewegung in der Natur.
- Detox your life!
- Ran ans Eckenfegen, Schritt für Schritt!
- Trinken Sie immer wieder stilles Wasser, damit all die gelösten Gifte ausgeschwemmt werden können. Eine halbe ausgepresste Zitrone oder geriebene Zitronenschale unterstützen auch hier die Vitamin- und Basenzufuhr.
- Haben Sie Hunger? – Kreieren Sie sich einen Grünen Smoothie, einen frischen Gemüsesaft, eine Kaltschale, eine Rohkostmahlzeit in Form eines Gemüsetellers, zum Beispiel mit Salatgurke, Stangensellerie, Fenchel, mit vielen Kräutern und Gewürzen. Eine vegane Suppe.

Jetzt kann es Schritt für Schritt weitergehen. Eventuell noch ein paar Tage, ein paar Wochen oder ein ganzes Leben …

rung, der Fülle an Bitter- und Vitalstoffen kann unterschiedlich starke Reaktionen auslösen, die Sie sehr achtsam und bewusst wahrnehmen sollten.

Meine hier beschriebene Wochenkur bezieht sich auf Menschen, die den Grünen Smoothie bereits als Teil ihres Lebens integriert haben, deren Zellen immer wieder mit den rohen Bitterstoffen in Kontakt kommen und daher schon einen sanften Anschub der körperlichen Regeneration kennen. Für alle Neulinge und Langzeitfans möchte ich daher empfehlen, die Mengen individuell anzupassen. Nehmen Sie zum Beispiel grundsätzlich weniger Wildkräuter, und beginnen Sie mit mehr kultiviertem Grün. Und für jeden Tag gilt:

- Finden Sie in den Kapiteln »Die gezielte Ausleitung« und »Weitere Green-Detox-Unterstützer« die zusätzlich nützlichen Anwendungen. Entgiften Sie auf allen Ebenen, und bedenken Sie unbedingt die Notwendigkeit der Ausleitung und des Bindens der freigesetzten Gifte!
- Schwemmen Sie konkret morgens die wasser- und fettlöslichen Gifte aus.
- Trinken Sie ausreichend warmes Wasser.
- Bleiben Sie so lange nüchtern, bis sich der natürliche Hunger einstellt.
- Machen Sie in dieser Woche täglich einen Einlauf, und klären Sie so die angeschwemmten Gifte in Ihren Darm.
- Außer den Smoothies stehen Ihnen alle frischen Gemüsesäfte zur Verfügung. Um den Darm zu entlasten, vermeiden Sie in dieser Woche jegliche feste Nahrung!
- Und – man kann es nicht oft genug wiederholen – zu jedem Green-Detox-Tag gehört unbedingt ausreichend Bewegung und Sauerstoff. Der Sauerstoff aktiviert Ihren Stoffwechsel und hilft dem Körper beim Abtransport. Planen Sie also mindestens einen, besser sogar zwei längere Spaziergänge in der grünen Natur mit ein. Eine halbe Stunde sollte es auf jeden Fall sein!

Finden Sie für sich in dieser Woche heraus, welche weiteren Bereiche Ihres Lebens geklärt werden wollen, und fangen Sie leicht damit an.

Tag 1: Der Seelenschmeichler-Einstiegstag

Bereiten Sie sich und Ihren Körper auf die Detox-Woche vor. Kaufen Sie biologische Lebensmittel ein, alles, was Sie für die Zubereitung der ersten Rezepte benötigen. Haben Sie ein Gerät für Darmeinläufe im Haus, auch ausreichend gutes und stilles Wasser, Natron, ausreichend Zitronen, Zeolith, hochwertige Gewürze?

Wir beginnen mit einem Grünen Smoothie, der Ihnen den Genuss des Drinks bewusst näherbringt, der wunderbar schmeckt und durch den Sie sich sozusagen die Tür in die Green-Detox-Woche öffnen.

Und wie bei all meinen Rezeptimpulsen variieren Sie nach eigenem Geschmack. Lassen Sie die Dattel, wenn Sie möchten, ruhig auch heute schon weg, oder nehmen Sie nicht so viel Obst. Ein Weniger an Fruchtzucker und Süße stärkt die basische Komponente!

VIER GRÜNE
SEELENSCHMEICHLER-SMOOTHIES

FÜR DIE FRÜHLINGSSEELE

Frische Wildkräuter (zum Beispiel Löwenzahn oder Brennnessel)
1 Stück Mango
1 Feige
1 EL Avocado
reines stilles Wasser

Die Zutaten jeweils in den Mixer geben und wie beschrieben einen sämigen Smoothie herstellen (siehe das Rezept »Der Blutreiniger« auf Seite 74).

FÜR DIE SOMMERSEELE

Blätter von Beerensträuchern
(zum Beispiel Brombeere, Himbeere, Erdbeere)
frische Beeren aus dem Garten oder vom Markt
einige Blätter frische Minze
1 Scheibe Zitrone mit Schale
1 Dattel
reines stilles Wasser

FÜR DIE HERBSTSEELE

Wildkräuter
dunkle Muskattrauben ohne Kern
1 Dattel
1 Prise Kardamom
1 EL Chiasamen
reines stilles Wasser

FÜR DIE WINTERSEELE

Feldsalat
2 Mandarinen
1 Tropfen Stevia
1 Prise Nelke und Zimt
1 Stück Ingwer
½ TL Moringapulver
reines stilles Wasser

Trinken beziehungsweise essen oder löffeln Sie über den Tag verteilt, als Frühstück beim ersten Hungergefühl als Mittagessen und eventuell auch am frühen Abend Ihren Grünen Smoothie. Manchmal reicht schon je ein 0,2- oder 0,3-Liter-Glas.

Jedes essbare grüne Blatt beschenkt uns mit seiner Detox-Wirkung. Detox im Sinne von Aktivierung der natürlichen Entgiftung!

Tag 2: Der Basen-Booster-Tag

Dieser Tag steht ganz im Zeichen der wirksamen Basen. Der Körper schiebt teilweise massiv die angelagerten Giftstoffe hinaus. Das kostet uns viel Energie, und häufig fühlen wir uns müde. Der Urin und unsere körperlichen Ausdünstungen riechen je nach Grad der Ablagerungen meist unangenehm. Die ganze Kraft des Körpers wird jetzt benötigt, um die Zellen zu klären und die Systeme zu reinigen.

> **Die ersten ein bis drei Tage sind immer die heftigsten ... Bleiben Sie dran, und freuen Sie sich auf die neu entstehende Leichtigkeit.**

Mixen Sie sich heute einen Grünen Smoothie, der die ganze Kraft der grünen Basen mit sich bringt. Trinken Sie ihn über den Tag verteilt, oder variieren Sie mit frischen Gemüsesäften.

——— DER BASEN-BOOSTER ———

grüne Blätter nach Belieben
1 Scheibe Zitrone oder ½ rosa Grapefruit,
etwas Salatgurke, Fenchel, 1 Tropfen Stevia
1 Prise Nelke, Gewürze nach Lust und Laune
reines stilles Wasser

Von den Kräutern her sind Sie hier also absolut frei, alle grünen Pflanzen wirken auf unser System basisch!

Und es bedeutet, wir nehmen kein Obst, verzichten auf den

Fruchtzucker und die damit verbundene Süße. Dafür nehmen wir eine Scheibe Zitrone, wer mag, mit Schale, oder eine halbe rosa Grapefruit, etwas Salatgurke, ein Stück Fenchel, einen Tropfen Stevia. Je nachdem, wie weit Sie sich dem bitteren Geschmack bereits zugewandt haben. Eine kleine Prise Nelke unterstützt sehr aktiv die basische Wirkung! Versuchen Sie den Grünen Smoothie zu löffeln. Zelebrieren Sie ihn in einem schönen Suppenteller als Mittagsmahlzeit.

Ansonsten geben Sie heute immer wieder eine Messerspitze Natronpulver in Ihr Trinkwasser oder auch eine Prise Nelke. Pressen Sie sich eine Zitrone aus, und trinken Sie warmes Zitronenwasser, kochen Sie sich auch ein heißes Ingwerwasser.

All diese Dinge unterstützen Ihren Körper stark, die überschüssigen Säuren abzugeben und die Basen zu verstärken, und können über den Tag verteilt Teil Ihres Programms sein.

Tag 3: Der Blockadenlöser-Tag

Der dritte Tag steht ganz im Zeichen der Lösung von alten Blockaden. Die können natürlich auf Zellebene in Form eingelagerter Schadstoffe bestehen, aber auch energetisch und emotional. Jeder kennt das Gefühl von inneren Hürden, die sich manchmal scheinbar einfach nicht überschreiten lassen.

Trinken Sie den heutigen Grünen Smoothie ganz im Zeichen der Befreiung blockierter Energiebahnen, des freien Fließens Ihrer Lebensenergie. Schaffen Sie die letzten Blockaden aus dem Weg, die Sie zum Beispiel davon abhalten, aktiv Ihre Aufräumarbeit in die Tat umzusetzen.

Nutzen Sie die Energie dieser Woche, und lassen Sie die innere Klärung auch nach außen treten – klären Sie Ihr Umfeld. Mit schöner Musik und einem köstlichen Grünen Smoothie geht das ganz wunderbar!

DER BLOCKADENLÖSER

zum Beispiel Basilikum, Koriander, Linde, Löwenzahn, Taubnessel, Wegeriche
Ihr Anteil Obst und Gewürze
reines stilles Wasser

Gestaute Energien wieder in Fluss bringen, dafür sind unter anderem die oben aufgeführten Kräuter bekannt. Außerdem alle Kräuter, die Sie auch mit ihrer Form (Signatur) daran erinnern, dass etwas weitergeht. Das kann für mich zum Beispiel auch der Ackerschachtelhalm sein: aufrecht, standhaft. Oder auch das Hirtentäschel – die Herzen des Hirtentäschels erobern das Herz und bringen es in Fluss. Spielen Sie mit dem Gedanken, und schauen Sie auf der Wiese, welche Pflanze sinnbildlich Ihren Fluss aktiviert.

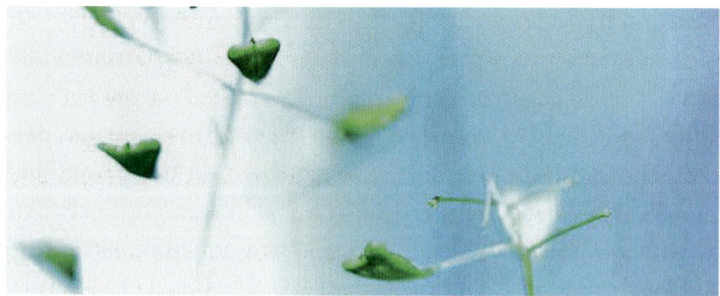

Tag 4: Der Zellerneuerungstag

Jede Sekunde werden Millionen neuer Zellen in unserem Körper produziert. Sie haben also stets die Möglichkeit, neue Information und gesunde Voraussetzungen bei ihrer Entstehung zu schaffen!

DER ZELLERNEUERER

dunkle Blätter, zum Beispiel Bärlauch, Breitwegerich, Brennnessel, Grünkohl (Winter), Haselnuss, Löwenzahn, Mangold, Rote-Bete-Blätter, Schwarz- oder Federkohl (Sommer), Spitzwegerich

1 Messerspitze Moringa

Ihr Anteil Obst und Gewürze

reines stilles Wasser

Legen Sie den Fokus hierbei auf den Chlorophyllgehalt des Blattes. Je dunkler ein Blatt, desto größer ist sein Anteil an Chlorophyll. Sammeln Sie also etwa die obengenannten essbaren dunkelgrünen Blätter, oder kaufen Sie sie im Bioladen.

Vertrauen Sie Ihrem Gefühl beim Einkauf, und stellen Sie sich immer wieder die Schlüsselfrage: Unterstützt mich dieses Kraut bei meiner Entgiftung? Gibt es mir Energie auf dem Weg des Green Detox?! Mixen Sie sich ganz bewusst den persönlichen Chlorophyll-Smoothie. Laden Sie die Energie und den Sauerstoff in jede Ihrer Zellen ein!

Gut können Sie in Ihre Green-Detox-Woche auch einige Lebensmittel integrieren, denen eine hoch antioxidative Wirkung nachgesagt wird und die Ihren Körper maßgeblich dabei unterstützen, gesunde Zellen zu produzieren (siehe etwa das Kapitel »Obst, Superfoods und Gewürze«). Nehmen Sie zum Beispiel einen Esslöffel Weizengras in einem Glas Wasser oder Tee, und geben Sie einen Teelöffel Moringapulver in den Grünen Smoothie. Auch können Sie gut ein paar Goji-Beeren mitmixen.

Tag 5: »Die-Nieren-sagen-danke«-Tag

Am heutigen Tag legen wir gezielt die Aufmerksamkeit auf die Nieren, auf die Harnwege, auf das Entwässern und Durchspülen.

In der Niere lagern sich die wasserlöslichen Gifte ab. Sie tragen die Hauptlast bei der Reinigung aller Flüssigkeiten, und das 24 Stunden am Tag. Zeit, sich ihnen einmal intensiver zu widmen. Lesen Sie dazu in Kapitel 2 auch noch mal den Abschnitt über die Nieren, und überlegen Sie, was Ihre beiden Organe heute brauchen. Wärme unterstützt diesen Prozess immer!

━━━━━ DIE NIEREN SAGEN DANKE ━━━━━

1 Wedel der Goldrute

weiteres Grün, wie Birke, Brennnessel, Gundermann,
Hirtentäschel, Johannisbeerblätter, Knoblauchrauke, Labkraut,
Petersilie, Salbei, Taubnessel und Wiesenschaumkraut

1 Stück Ingwer (wärmt die Nieren)

1 Stück Obst Ihrer Wahl, alternativ eine eingelegte
Dattel/Feige oder Stevia

reines stilles Wasser

Die Zutaten im Powermixer fein pürieren.
Nehmen Sie der Jahreszeit gemäß alternative Kräuter.
Hervorragend zu den Nieren passen auch der Stangensellerie,
die Salatgurke und die Wassermelone.

Um Ihre Nieren zu stärken und durchzuspülen, können Sie im
Herbst eine Grüne-Smoothie-Kur mit der Goldrute durchführen. Jeden Tag einen Wedel in den grünen Drink mixen, und
die Nieren werden aktiviert!

Wenn Sie ein gutes Gefühl dabei haben, mixen Sie sich auch
mal etwas mehr, aber werden Sie sich bewusst, wo Ihre persönliche Grenze ist. Auch können Sie sich ein paar Wedel der
Goldrute für den Winter trocknen und dann ein Goldrutenwasser oder einen Tee herstellen.

Und nun noch ein Rezept für einen frischen Gemüsesaft.

DER GREEN BOOSTER

Salatgurken

Stangensellerie

1 Apfel, etwas Pfeffer, 1 Prise Muskatnuss

oder einige Spritzer Ume-Su

Entsaften Sie einige Salatgurken mit Schale und Stangensellerie. Entweder entsaften Sie außerdem einen Apfel oder geben etwas Pfeffer, eine Prise Muskatnuss oder einige Spritzer Ume-Su hinzu; Sie können also zwischen süßlich und würzig variieren.

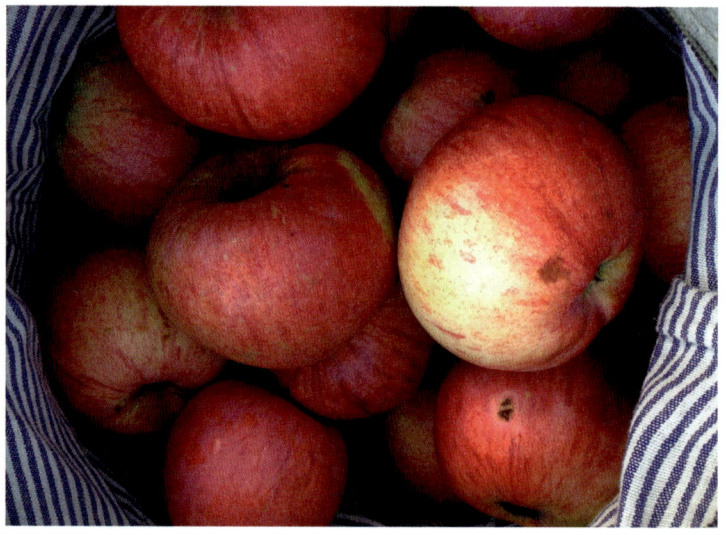

Damit haben Sie einen Drink, der die Entwässerung stark aktiviert und unterstützt! Er wird Ihren Verdauungstrakt durchfließen, ohne Verdauungsenergie zu verbrauchen. Er wird

Ihren Darm einhüllen, Ihre Nieren durchspülen und Ihre Zellen aktivieren. Beginnen Sie ruhig mal eine ganze Woche mit dieser Kombination. Ihr Körper und Ihre Zellen werden es Ihnen danken!

Tag 6: »Der-Darm-sagt-danke«-Tag

Wie geht es Ihrem Darm, nachdem Sie jeden Tag einen Einlauf gemacht haben? Wie wirkt er, entspannt, unruhig, leicht?! Bauen Sie jetzt gezielt Ihre Darmflora mit probiotischen Bakterien auf (aus der Apotheke). Nutzen Sie diese entlastende Phase, und geben Sie alles.

Für den Darm wählen wir einen Grünen Smoothie mit einem hohen Anteil an Schleim- und Schaumstoffen in den Wildkräutern. Die Schleimstoffe gehören zu den Ballaststoffen, bilden mit Wasser Gele und legen so einen hochwertigen Film über unsere Schleimhäute, helfen, sie zu regenerieren, und lassen uns Nährstoffe besser assimilieren. Sie werden nicht vom Körper aufgenommen, haben aber eine segensreiche Wirkung auf die Darmschleimhaut, auch weil sie die Eigenschaft besitzen, Gifte zu binden. Sie erhöhen das Darmvolumen und unterstützen so die Verdauung. Saponine sind die seifenartigen Schaumstoffe, zum Beispiel in Salaten. Sie unterstützen die Aufnahme der Mineralien im Darm. Geben Sie Ihrem Darm also morgens nüchtern eine gute Portion »grüne Medizin«.

DER DARM SAGT DANKE

*Wildkräuter mit einem Plus an Schleim- und Schaumstoffen,
zum Beispiel Borretsch (Gurkenkraut), Gänseblümchen,
grüne Salate, Malve, Löwenzahn, Spitzwegerich, Taubnessel,
Vogelmiere oder die Blätter der Linde*
reines stilles Wasser

Der Grüne Smoothie, den Sie mit einer oder mehreren dieser Zutaten mixen, wird eine Schaumschicht haben, die Sie genussvoll löffeln können.

Zudem finden Sie heute ein weiteres vitaminreiches Rezept für einen frisch gepressten Saft. Die Grapefruit gibt noch mal einen wunderbaren Kick an die Zellen. Wenn Sie eher empfindlich auf die Säure reagieren, trinken Sie schlückchenweise, oder geben Sie einen Tropfen Stevia hinzu.

DER SPRING JUICE

1 geschälte Grapefruit
4 große Karotten
1 Stängel Petersilie, Koriander, Minze
oder Zitronenmelisse

Geben Sie die Zutaten in Ihren Entsafter.

Tag 7: Der Relight-My-Fire-Tag

Nun, die Woche ist fast geschafft. Viel hat sich bewegt, und jetzt geht es darum, Ihren Organismus wieder auf den kommenden Alltag vorzubereiten. Lassen Sie sich Zeit, die Green-Detox-Woche ausklingen zu lassen. Vermeiden Sie es, Ihrem Körper eine »Von-null-auf-hundert-Erfahrung« zuzumuten, und lassen Sie feste Nahrung langsam und bewusst einfließen.

━━━━━━━ RELIGHT MY FIRE ━━━━━━━

zum Beispiel die leichte Schärfe des Grünkohls,
Kapuzinerkresse, Karottengrün, Kresse, Rettichblätter,
Rote-Bete-Blätter, roter Mangold, scharfen Sprossen
zum Beispiel der Radieschen, Wilde Möhre, Pak Choi
Ihr Anteil Obst und Gewürze
reines stilles Wasser ·

Welche Kräuter und grünen Blätter entfachen Ihr inneres Feuer? Welche Gewürze unterstützen es? Bringen Sie Ihr Verdauungsfeuer in Aktion, damit alle Abläufe in Ihrem Organismus lebendig angeschoben werden. Zünden Sie Ihr Feuer und damit auch Ihr Licht wieder an!

Alle Kräuter wachsen der Sonne entgegen und verstoffwechseln so direkt die Energie unseres Lichtplaneten. Blühenden Kräutern wohnt das meiste Licht inne, sie zeigen ihre Seele in der Schönheit und Besonderheit ihres ganzen Blütenreichtums.

Für Wolf-Dieter Storl ist zum Beispiel die Wilde Möhre eine

Pflanze, deren Lichtkraft bis in den Darm hineinstrahlt. Auch hervorragend passt die Kapuzinerkresse, die das Feuer mit ihrer Schärfe entfacht.

Machen Sie sich solche Erkenntnisse zu eigen, und mixen Sie sich für heute Ihren ganz persönlichen Relight-My-Fire-Smoothie.

Sammeln Sie auch bewusst ein paar Blüten, die Ihnen an diesem Tag zur Dekoration Ihres Grünen Smoothies dienen.

Cayennepfeffer, Chili, Ingwer, Kardamom und Pfeffer können Sie sowohl in Ihren Grünen Smoothie als auch in Ihren frischen Gemüsedrink integrieren. Alle haben Detox-Wirksamkeit und unterstützen die Aktivierung des Stoffwechsels!

Für den Zelldurst zwischendurch entsaften Sie sich dann einen Feuerdrink mit viel Ingwer und weiteren Gewürzen Ihrer Wahl.

DER SPICY CARROT

Karotten nach Geschmack

1 großes Stück Ingwer

1 Rote Bete

1 Prise Kurkuma und Nelke

1 Strauß Koriander oder Petersilie

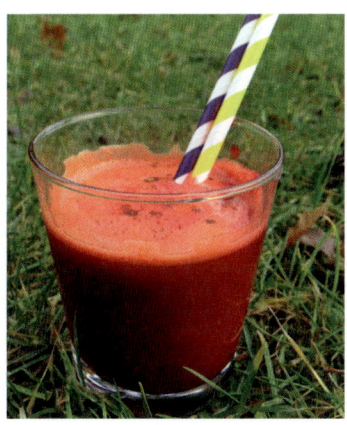

Alles in den Entsafter geben.

Der krönende Abschluss Ihrer ersten Green-Detox-Woche ist eine kraftvolle warme Brühe. Sind Sie Rohköstler, bleiben Sie stattdessen einfach bei einem Ihrer Lieblingsrezepte für Grüne Smoothies, oder gestalten Sie sich einen leckeren Brokkolisalat mit allerlei Gewürzen aus dem Mixer.

Kochen Sie sich Ihre Kraftsuppe, die angereichert mit feurigen Gewürzen, Ihren Kreislauf und jede Zelle aktiviert. Kochen Sie so viel, dass Sie auf jeden Fall noch für den nächsten oder eventuell auch übernächsten Tag welche übrig haben.

━━━ DIE BASISCHE WILDKRÄUTERSUPPE ━━━

Wilde Kräuter, zum Beispiel Brennnessel, Frauenmantel,
Sauerampfer, Schafgarbe, Spitzwegerich, viel Grün
der Wilden Möhre oder Wilder Thymian
Lorbeerblätter
Wacholderbeeren
getrocknete Kräuter nach Geschmack
1 Zwiebel und Lauch
1 Tomate
Gemüse nach Geschmack, zum Beispiel Brokkoli, Fenchel,
Karotte, Sellerie oder Süßkartoffel
eventuell Ingwer und Kurkuma
Shoyu, Ume-Paste oder Miso
eventuell 1 EL Kokosöl
Pfeffer oder Chili

Sammeln Sie alle Kräuter, bei denen Sie ein gutes Gefühl haben, sie in einer Suppe zu verwenden. Hier ist der Alchemist in Ihnen wieder gefragt: Welche Kräuter und wie viele? Halten Sie auch einige frische Kräuter für die Dekoration übrig!

Setzen Sie über Nacht etwas Wasser mit ein paar Blättern Lorbeer und Wacholderbeeren sowie getrockneten Kräutern Ihrer Wahl an, und lassen Sie das Ganze ziehen. Wenn dafür keine Zeit ist, erhitzen Sie diesen Sud langsam. Sobald das Wasser kocht, geben Sie eine ganze Zwiebel, den Lauch und eine Tomate mit hinzu und lassen alles eine Weile köcheln.

Geben Sie nach einiger Zeit Ihr in kleine Würfel geschnittenes Gemüse und die gesammelten Kräuter dazu. Auch ein Stück Ingwer- und Kurkumawurzel passen hier hervorragend. Verlassen Sie sich ganz auf sich und Ihre Gelüste.

Achten Sie auf leichte Hitzezufuhr und gemäßigtes Köcheln, sodass das Gemüse noch Biss hat und Ihnen nicht verkocht!

Schalten Sie nach circa 15-minütigem Köcheln die Herdplatte aus, und nehmen Sie den Topf vom Feuer. Sollten Sie nur die Brühe nutzen wollen, lassen Sie alles zusammen eine gute Stunde auskochen! Würzen Sie nun mit etwas Shoyu, Ume-Paste oder auch einem Löffel Miso. Alle drei Produkte sind stark basisch, fermentiert und liefern indirekt Salz für die Suppe. (Sie dürfen nicht gekocht werden, da dann die Fermentationsbakterien zerstört werden!) Wer mag, gibt noch einen Esslöffel Kokosöl hinein. Lassen Sie die Suppe 5 bis 10 Minuten stehen und zu einer angenehmen Esstemperatur kommen. Ich nenne diese Zeit »die Reifezeit«, in der die zusammengefügten Zutaten zur Ruhe kommen und sich weiter entfalten. Diese Phase ist auch beim rohköstlichen Grünen Smoothie sehr wertvoll. Fehlen nur noch etwas Pfeffer oder Chili und frische grüne Kräuter für die Dekoration und den Geschmack!

Genießen Sie die neue Klarheit und Leichtigkeit, die Sie jetzt spüren. Seien Sie dankbar und stolz, dass Sie sich dieses Geschenk gemacht haben. Feiern Sie!

Vielleicht merken Sie schon hier, am Ende Ihrer ersten Green-Detox-Woche, dass Sie viele der beschriebenen Empfehlungen und Rezepte in den ganz normalen Alltag einbauen können. Auch wenn Sie nebenher gut verträgliche vegane, vielleicht auch mal glutenfreie Gerichte verzehren, den Grünen Smoothie zum täglichen Rohkostanteil integrieren, unterstützt das weiterhin Ihren Körper auf dem Weg in die Kraft.

Jedes tierische Produkt, auf das Sie verzichten, entspannt Ihren Körper und seine Verdauungstätigkeit!

Machen Sie also weiter, wie gesagt: eventuell noch ein paar Tage, ein paar Wochen oder ein ganzes Leben – ob Frühjahr, Sommer, Herbst oder Winter ...!

7. GREEN DETOX IM FRÜHJAHR

Das Frühjahr, der Frühling – ein Neubeginn.
Klärung. Den Motor anwerfen. Neustart. Licht.
Geburt. Losgehen. Beginn. Sprießen. Öffnen. Aufnehmen.
Klären. Entwässern. Entgiften. Entschlacken. Erwecken.
Freudig. Aufwecken. Aus dem Winterschlaf aufwachen.
Voller Vorfreude. Kräuter- und blütenlastig.

Im Grunde gibt es in der Welt der Grünen Smoothies nur zwei Jahreszeiten: die Saison mit Wildkräutern und die ohne. Hier liegt der Unterschied in den Rezepten und der Zubereitung. Denn viele der Rezepte können Sie durch die Wildkräuter von März bis Oktober mit einer stärkeren Energie ausstatten und in eine andere Geschmacksrichtung verändern. Daher ist das Frühjahr mit seinen Impulsen auch die Basisjahreszeit des Green-Detox-Buches. Hier kommen die frischen Wildkräuter wieder mit ins Spiel! Und diese Wildkräuter sind größtenteils Basisnahrung, bis der erste Frost kommt. Und wenn Sie sich den Ideenreichtum des Frühjahrs zu eigen machen, werden Sie ihn einfach auf die regionalen und saisonalen Gegebenheiten übertragen können.

Im frühen Jahr bietet es sich traditionell aus vielerlei Sicht an, zu entgiften. Über den Winter haben sich jede Menge Stoffe in unserem Körper abgelagert, die alle darauf warten, ihn wieder zu verlassen. Auch wenn Sie den ganzen Winter hindurch eine gute Balance aus gesundem Essen und lebendig grüner Kost gelebt haben, trachtet Ihr Körper mit den ersten frühjährlichen Sonnenstrahlen und Energien nach Klärung.

Er sehnt sich nach der Frische des Frühlings, der klaren sonnendurchfluteten Luft, dem reinen Sauerstoff, dem aufblühenden und aufkeimenden neuen Leben.

Der Frühling steht für die Geburt. Was den Winter über gestorben ist, kommt neu aus der Erde heraus und fängt an zu wachsen, die Wildkräuter zeigen sich in neuer Kraft. Also die beste Zeit, sich dieser Energie hinzugeben und mitzumachen. Alles ruft nach Neubeginn, nach Aufwachen, danach, Energien zum Fließen zu bringen, aus dem Winterschlaf aufzutauchen und sich wieder voll dem Leben zuzuwenden. Und unser Körper ist jetzt absolut bereit für eine Frühjahrskur.

Die wichtigste Frage, die Ihre »Aufräumungsaktivitäten« begleitet, ist wie gesagt: »Gibt es mir Energie – nimmt es mir Energie?«

Machen Sie Platz für das viele Licht, das ab jetzt wieder in Ihre Zellen und Ihr Leben eindringen will. Platz für das Neue im neuen Jahr – auf allen Ebenen!

Bärlauch für das ganze Jahr

Das typische Kraut des Frühjahrs ist der Bärlauch (siehe auch den Abschnitt »Der Bärlauch« im 5. Kapitel). Kommt man an einem Feld mit Bärlauch vorbei, der häufig in großen Flächen im Wald oder am Waldrand wächst, duftet alles nach Knoblauch (an dem Geruch lässt er sich wie gesagt auch vom giftigen Maiglöckchen unterscheiden). Dann ist die Zeit, die stark entgiftenden Wirkungen des Bärlauchs zu nutzen.

Und wer dies nicht im Grünen Smoothie mag, sollte sich einen kleinen Vorrat an rohköstlichem Pesto herstellen.

BÄRLAUCH-PESTO

150 g Bärlauch
120 ml rohes Olivenöl
10 bis 15 g gutes Himalajasalz

Die Zutaten im Mixer pürieren.
Die Menge Salz wird benötigt, um das Pesto haltbar zu machen. Sollten Sie es für den baldigen Verbrauch herstellen, reduzieren Sie die Salzmenge.

Erster Wildkräuterkick

An dem Tag, an dem ich die erste kleine Pflanze aus der Erde sprießen sehe, hat sie mich wieder – die Energie der grünen Natur, die ganze Fülle, die Leidenschaft, ich kann es kaum noch erwarten, bis ich das erste grüne Blatt des Jahres in den Mund nehme und mich so wieder ganz konkret mit der überfließenden Energie unserer Natur und ihrem ausgleichenden Element verbinde.

Manchmal beobachte ich ein paar Tage den zarten Wuchs der Neuankömmlinge, bevor ich mir ein Blatt gönne, zuweilen nehme ich auch gleich das erste Blatt und genieße es. Das Gefühl ist wieder da, die Energie hält wieder Einzug. Der Geschmackssinn verändert sich, die Bitterstoffe werden wieder zum Genuss. All meine Geschmacksnerven erinnern sich – so schmeckt *Leben*! Die Energie der kleinen Pflanze, die mit all ihrer Kraft die Erde durchbrochen hat und der Sonne entgegenwächst, ist einfach unbeschreiblich.

Ist gerade Frühling, während Sie diese Zeilen lesen? Dann setzen Sie sogleich den ersten Green-Detox-Impuls: Essen Sie Ihr erstes Gierschblatt, die erste Taubnessel, ein Blatt des Bärlauchs oder greifen Sie nach einem Blatt der Linde, nach welcher Pflanze es Sie als Erstes gelüstet.

Essen Sie sie ganz im Bewusstsein der basischen, entgiftenden und nährenden Komponente! Die Wildkräutersaison hat begonnen!

Der erste Grüne Smoothie, dem Sie nach Monaten leckeren Grünkohls, Feldsalats und Spinats ein paar Brennnesselspitzen hinzufügen, ist unglaublich lecker, unvergesslich! Jedes Jahr aufs Neue.

Und dann fängt sie an – die Lust auf mehr!

Entdecken Sie die grüne Natur neu. Spüren Sie ihren Anteil an Ihrer persönlichen Balance, an Ihrer Gesundheit, an Ihrer Lebendigkeit, Vitalität und Dynamik! Das ist die Basis, um durch dieses erste Detox-Jahr zu gehen – und durch alle folgenden!

Es ist sicher kein Zufall, dass der Frühling in der englischen Sprache *spring* heißt. Fangen Sie an zu springen, rennen Sie über die Wiesen, laufen Sie, atmen Sie, werden Sie dynamisch und damit Ihre zurückhaltende Winterenergie los. Bringen Sie Ihre inneren Flüsse wieder in Fluss!

Die Kräuterliste

Hängen Sie sich eine Liste an den Kühlschrank, und notieren Sie sich jedes neue Kraut, das Sie kennenlernen. Ab dem Tag, an dem witterungsbedingt das grüne Wachstum beginnt, beginnen Sie mit Ihrer Tagesliste.

Jeden Tag ein weiteres Kraut entdecken, ein Blättchen vor Ort essen und probieren und weitere im Grünen Smoothie verarbeiten – die Fülle an Kräutern, die uns gleich zu Beginn der Saison entgegensprießt, ist überwältigend, sie kann jeden Neuanfänger schier überfordern.

Auch hier gilt »Weniger ist mehr« so lange, bis sich Ihr Körper und Ihr System an die Energie der wilden Pflanzen gewöhnt hat, das kann manchmal Wochen, aber auch nur Tage dauern.

Die Liste ist eine sehr einfache Möglichkeit der Bewusstmachung. Eine wundervolle Unterstützung, Ihren ganz persönlichen Weg in die Fülle der Green-Detox-Welt zu finden.

Egal, ob Sie fünf oder vierzehn Kräuter aufgeschrieben haben, diese Pflanzen sind die Basis einer wundervollen neu entstehenden oder kraftvoller werdenden Freundschaft, der Sie sich Tag für Tag mit jeder Zelle hingeben. Schauen Sie so, welche Kräuter Sie schon kennen und welche Kräuter Sie gern im Laufe des Jahres kennenlernen möchten. Am besten nehmen Sie dazu ein Bestimmungsbuch als Begleiter (siehe »Weiterführende Links und Literatur« im Anhang), und buchen Sie Ihre erste Kräuterführung bei einem Experten.

Und checken Sie die Liste dann am 31. Dezember – na, überrascht, wie viele Kräuter im Laufe des ersten Jahres den Weg in Ihre Küche gefunden haben?

Wild and green

Geben Sie Tag für Tag als sanften Einstieg in Ihr Green-Detox-Jahr die jeweils ersten Blätter der erscheinenden Wildkräuter mit in Ihre Grünen Smoothies. Mixen Sie diese Blätter mit dem vollen Bewusstsein des neuen Lebens. Mixen Sie sich einen grünen Drink mit wenig oder gar keinem Obst. Freuen Sie sich auf die ganze Fülle des Chlorophylls und der wilden grünen Bitterstoffe, die nun Ihrem Körper und Ihren Zellen neues Leben einhauchen.

Der erste Brennnessel-Detox-Smoothie.

Der erste Spitzwegerich-Detox-Smoothie.

Der erste Vogelmiere-Detox-Smoothie.

Der erste Bärlauch-Detox-Smoothie …

Nehmen Sie wahr, dass die sanfte Entgiftung bereits begonnen hat. Ihre Zellen spüren den Unterschied und fangen an, mit dieser lebendigen Zellnahrung zu arbeiten. Ihr Darm reagiert, Ihre Leber und Ihre Galle freuen sich über die Bitterkraft, Ihre Nieren leiten Altes aus, vielleicht meldet sich auch Ihre Haut, die noch einiges abzugeben hat, die Reaktionen können vielseitig sein. Alle stehen ganz im Zeichen einer Klärung.

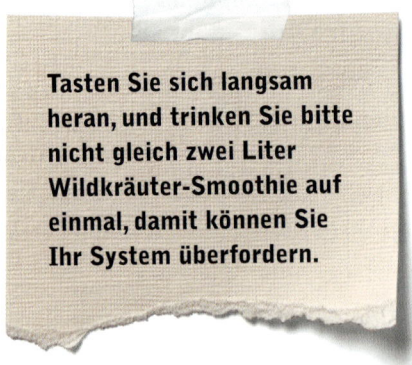

Tasten Sie sich langsam heran, und trinken Sie bitte nicht gleich zwei Liter Wildkräuter-Smoothie auf einmal, damit können Sie Ihr System überfordern.

Finden Sie *Ihr* Blatt

Die einzelnen, manchmal eher unscheinbaren Blätter sind die reinsten Impulsgeber. Reagieren Sie beispielsweise spürbar auf ein einzelnes Blatt einer Spitzwegerichfamilie, so passt genau dieses Blatt zu Ihrem Energiefeld. Wenn eine Pflanze ihre farbige Blüte zeigt und Sie durch den Reiz von Farbe und Form in Resonanz mit ihr gehen, hat dies noch mal eine andere Bedeutung, als wenn ein einzelnes grünes Blatt Ihre Aufmerksamkeit auf sich zieht.

Stellen Sie sich ein Feld mit Gänsefingerkraut, Giersch oder Frauenmantel vor, und lassen Sie all die einzelnen Pflanzen vor Ihrem inneren Auge wirken.

Theoretisch sehen alle mehr oder weniger gleich aus, aber spüren Sie einen Unterschied? Die Pflanzen haben unterschiedliche Standorte, unterschiedliche Größe, unterschiedliche Pflanzennachbarn, unterschiedliche Energien und aktivieren unterschiedliche Gefühle in Ihnen: Neutralität, Interesse, Abneigung, Anziehung, Irritation, Liebe, Ekel – eine Vielzahl an Möglichkeiten.

Welches Blatt will von Ihnen gepflückt werden? Ein einzelnes!

Setzen Sie beim nächsten Spaziergang dieses Experiment in die Praxis um.

Der Fokus auf die Natur, auf die grüne Welt mit ihrer lichtvollen Energie und Schönheit ist übrigens auch einer der Entgiftungsschlüssel! Weg vom Drama, von der Angst, dem Krankmachenden, mit dem wir jeden Tag permanent konfrontiert werden. Wir können entscheiden, auf welchen Bereich wir unseren Blick richten.

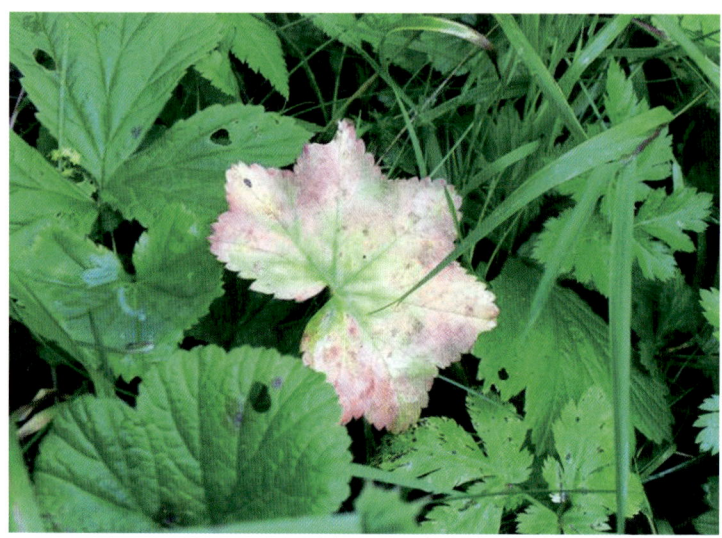

Die Kraft, *pro*aktiv zu agieren

Gehen Sie in die Umsetzung Ihrer Ideen und Ziele, und setzen Sie damit ein Zeichen für Ihr Jahr. Gehen Sie in die Eigenverantwortung! Jetzt!

Häufig sind bereits im März die guten Vorsätze des neuen Jahres in die Schublade gesteckt und vergessen, scheinbar nicht umzusetzen: Die Zeit fehlt, oder die Idee versinkt in der Masse der Aufgaben.

Öffnen Sie nun diese Schublade neu, und nutzen Sie den Beginn des Frühlings, genau die Dinge, die Ihnen am Herzen liegen, für sich umzusetzen!

Warten Sie nicht erst ab, bis Sie *reaktiv* handeln *müssen*, bis Sie, wie Sie meinen, »das Opfer Ihrer Umstände« (gefühltes Gift, das Ihre Zellen durchschwemmt) geworden sind. Gehen

Sie in die Tat, und das *pro*aktiv, denn nichts ist so kraft- und machtvoll, als aus der eigenen Initiative heraus Impulse und Ideen in die Tat umzusetzen.

In diesen Momenten nehmen Sie Ihr Leben wirklich in die Hand, gestalten es. In diesen Momenten sagen Sie ganz konkret: »*Ja!*«

Nehmen Sie das Buch als Motivator für die Freude und die Leichtigkeit dieses Themas! Gehen Sie einen Schritt weiter, als Sie sonst immer gegangen sind, und zur Motivation genießen Sie den nächsten Green-Detox-Drink!

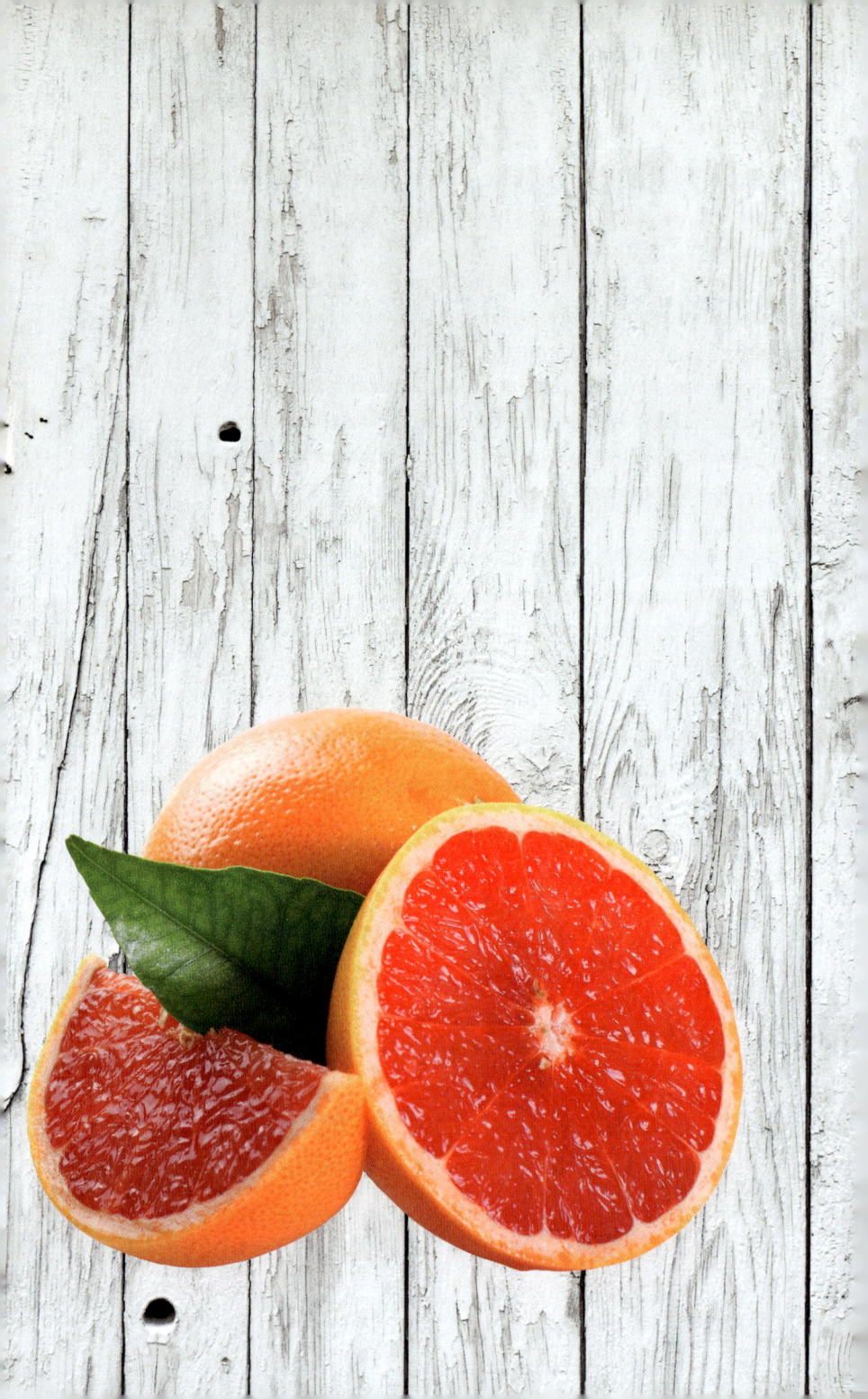

8. GREEN DETOX IM SOMMER

Der Sommer polarisiert.
Hitze. Wärme. Entspannung. Aktivität. Trägheit. Durst.
Freude. Lebendigkeit. Das volle Leben. Rückzug. Stille.
Leicht. Flüssig. Hitzig. Schwitzig. Durstlöschend. Frisch.
Tropisch. Kraftvoll. Beweglich. Fließend. Energiegeladen.
Luftig. Flüssig. Träge.

Immer wieder ist es spannend zu beobachten, dass der Sommer so stark polarisiert. Da gibt es die einen, die bei dreißig Grad so richtig lebendig werden und anfangen zu leben; sie werden aktiv und blühen auf. Andere hinwiederum tun genau das Gegenteil, die Hitze nimmt ihnen die Energie. Sie würden sich am liebsten in die schattige und kühle Wohnung zurückziehen oder sich unter einen Baum legen und erst abends wieder aufstehen.

Eines kann ich Ihnen jetzt schon prophezeien: Wenn Sie mehr und mehr Rohkost in Ihr Leben integrieren, mehr lebendige Nahrung essen, wird sich auch Ihr Temperaturempfinden zum Positiven verändern.

Klar erforscht ist die Tatsache, dass unsere innere Wärme nicht vom Erhitzen der Nahrung kommt, sondern von Gewürzen in Kombination mit dem energiereichen Verbrennen von Nährstoffen. Und da finden wir in roher Nahrung natürlich weitaus mehr als in gekochter. Mein persönlicher Temperaturhaushalt hat sich durch die Umstellung der Ernährung und das Mehr an rohen Anteilen stark verändert, und ich habe viele Stimmen aus der Rohkostbewegung gehört, die von ähnlichen Erfahrungen berichten. Es ist ein Umstellungsprozess, der das Wärme- und Kälteempfinden sowie das Bedürfnis nach Wärme und Kälte optimiert.

Nun, wie auch immer Sie die sommerliche Jahreszeit wahrnehmen, es spricht alles dafür, den Sommer zu Ihrer ganz persönlichen Green-Detox-Zeit werden zu lassen, denn alles ringsumher ist grün. Die gesamte Natur zeigt sich lebendig und in voller Pracht. Gleichzeitig ist es die Zeit, in der wir uns auch mit der Stille der Hitze verbinden können.

Probieren Sie einmal Folgendes: Beginnen Sie den warmen Morgen mit einem absoluten Gesundheitsdrink, einem Gemüsesaft, fast grün: »The Green Booster« (siehe das Verzeichnis der Rezepte im Anhang). Wenn er ein gutes Detox-Gefühl in Ihnen bewirkt, entsaften Sie am nächsten Tag gleich die doppelte Menge, und trinken Sie sie über den Tag verteilt.

Im Sommer stehen Ihnen so gut wie alle Kräuter zur Verfügung, ein Meer an grünen Blättern wartet auf Sie, probieren Sie sich durch! Nur einige wenige Kräuter sind nach der Blüte nicht mehr essbar, weil sich dann zu viele Alkaloide oder auch Cumarine bilden, wie zum Beispiel der Waldmeister oder das Scharbockskraut.

Ich möchte Sie noch mal an die Wildkräuterführung erinnern. Wenn Sie sich auf das Thema »Wildkräutersammeln« einlassen, ist es wichtig, sich mit den Eigenheiten der einzelnen Pflanzen auseinanderzusetzen, die giftigen und nicht essbaren Kräuter eindeutig kennenzulernen!

Was steht im Sommer für Sie an Klärung an? Denken Sie an den bereits genannten Schlüsselsatz: »Gibt es mir Energie – nimmt es mir Energie?«

Persönliche Dokumente, Briefe, Unterlagen, Dinge, die Sie nicht einfach wegwerfen können, lassen sich auch wunderbar verbrennen. Feuer hat eine sehr stark transformierende Kraft, das reinigende Element! Sonnwendfeuer zum Sommerstart bieten sich zum Beispiel dafür an oder ein von Ihnen organisiertes und somit kontrolliertes Feuer, wozu auch Ihre Freunde alte Papiere mitbringen. Ein Loslass-Fest!

Wenn Sie wirklich Lust auf Neues haben, auf neue Impulse, neue Freundschaften, neue Ideen zur Gestaltung Ihres Lebens, laden Sie auch zu neuen Festen ein: einem Rohkost-Potluck etwa, bei dem jeder eine rohköstliche Leckerei zum großen Feuerfest mitbringt.

Im Sommer bietet es sich an, länger ohne wirklich feste Nahrung zu bleiben. Die Wärme wirkt nährend auf viele von uns, und wir spüren nicht so viel Hunger wie in den kälteren Jahreszeiten. Nutzen Sie diesen Umstand, um Ihren Körper zu entlasten.

Wenn sich also Ihr Hungergefühl dann am Vormittag einstellt, gibt der Sommer uns die Möglichkeit, einen Grünen Smoothie als Kaltschale zu mixen und diesen zu löffeln. Nehmen Sie dafür grundsätzlich bei allen Rezepten einfach weniger Wasser! Handelt es sich um Ihr Mittagessen, bietet es sich an, viele leckere Gewürze und Dekorationen zu nutzen.

Je nachdem, wie stark Sie die Entgiftung anschieben wollen oder auch das dringende Gefühl haben, etwas kauen zu müssen, kreieren Sie sich einen leckeren Wildkräutersalat oder eine kleine Rohkostmahlzeit. Hervorragend dazu passen zum Beispiel der Fenchel, die Grapefruit, die Karotte (wertvoller

Vitamin-A-Träger), Tomaten, Radieschen (die Blätter können Sie dann gleich im nächsten Grünen Smoothie verarbeiten), als Dekoration ein paar Kräuter samt Blüten und Granatapfelkerne.

Und hier zur Aktivierung Ihres Geistes, Ihres Tatendrangs ein weiteres Rezept für einen Grünen Smoothie:

══════ DAS WIESEN-POWERPAKET ══════

Mindestens 70 Prozent wilde Kräuter – von allem, was Sie gesammelt haben: Beerenblätter, Breitwegerich, Brennnessel, Giersch, Gundermann, Labkraut, Löwenzahn, Rucola, Sauerampfer, Sommerlinde, Spitzwegerich oder Storchenschnabel ...

1 großes Stück reife Wassermelone mit etwas Schale

1 Prise Zimt oder andere Gewürze, die Sie anlachen

reines stilles Wasser

(die Flüssigkeit der Wassermelone reicht meist aus!)

Mixen Sie sich einen Behälter voll kraftvoll strotzendem und auch sättigendem, sämigem Grünen Smoothie.

Dieser Grüne Smoothie bringt Ihnen das volle Frische-Kraftpaket ins Haus. Genießen Sie ihn! Zudem spült die Wassermelone überschüssige Harnsäure aus und reinigt die Nieren. Sie unterstützt den stoffwechselanregenden Prozess wunderbar!

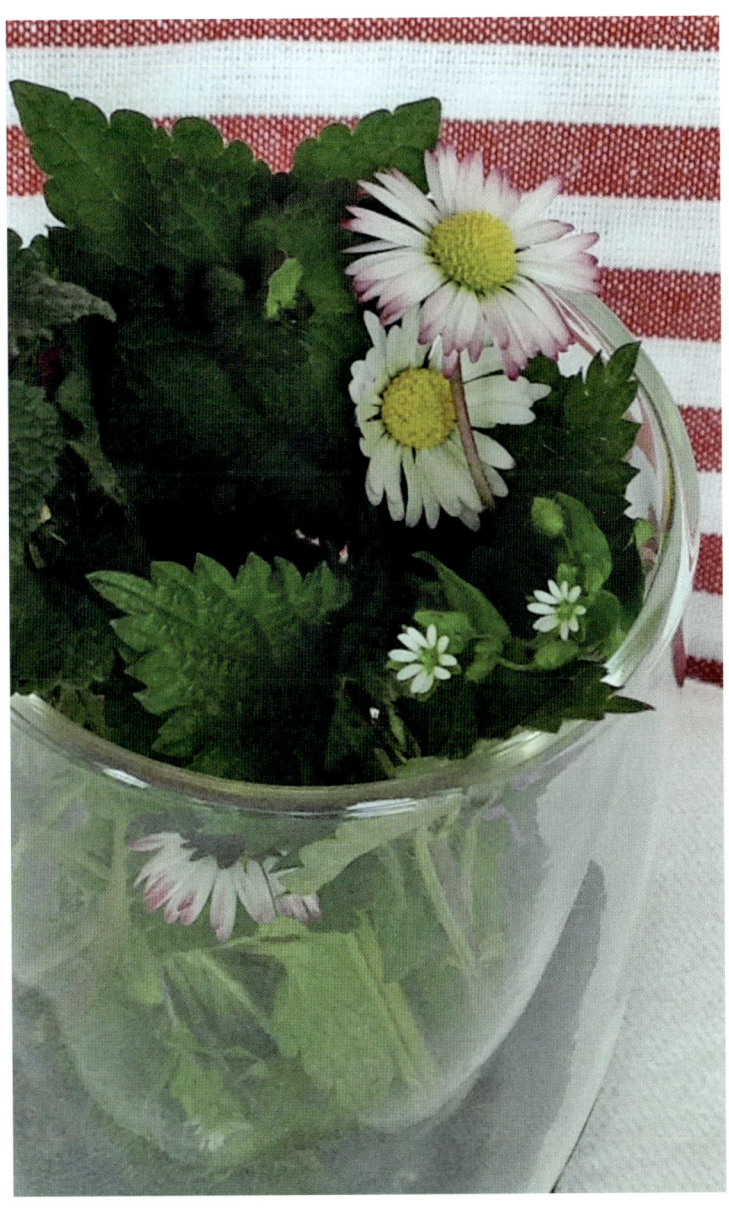

ETWAS SÄMIGER, BITTE!

Macht Sie der Grüne Smoothie immer eher hungrig, können Sie ihn vor allem bei konkreten Räumungsarbeiten mit tatkräftigem Anpacken mit sämigem und sättigendem Superfood verstärken. Gemeint ist zum Beispiel je zwei Esslöffel Avocado oder gequollene Chiasamen. Oder nehmen Sie einfach weniger Wasser!

Stille und die energetische Interaktion

Innere Entwicklung bringt die Erkenntnis,
das vermeintlich Gewusste neu erfahren zu dürfen!

Ronald Göthert

Nachdem Sie nun einen Tag fleißig Sachen aussortiert und weggefahren oder Ihr erstes Feuerritual absolviert haben, folgt ein Tag der Stille in der sommerlichen Hitze.

Die Veränderungen wollen integriert werden, Sie brauchen Zeit, sich neu zu sortieren, auch in Ihrem Inneren, unterschätzen Sie dieses Bedürfnis nicht. Auch das ist Teil des Green-Detox-Prozesses. Die leer gewordenen Ecken mit Licht zu füllen ... Nutzen Sie das Licht des Sommers, und seien Sie freudig und dankbar über jeden Schritt, den Sie aktiv auf Ihrem persönlichen Weg in eine nachhaltigere Gesundheit gehen!

Otto Piene, ein hoch angesehener Künstler, hat einmal gesagt, für ihn sei Licht gleich Frieden. Spüren Sie den lichtvollen Frieden, die sommerliche Stille auch in der Natur, in den Pflanzen. Spüren Sie diesen lichtvollen Frieden, wenn Sie vor Ort die Kräuter finden und sie als Teil Ihrer Grundnahrung sammeln. Wenn Sie an einem Baum sitzen oder einfach im Garten.

Genießen Sie die Stille und den Frieden, den diese wenigen hochsommerlichen Tage und Momente ausstrahlen, wenn man nach getaner Arbeit nur noch still dasitzt und atmet. Nehmen Sie den Frieden in der sommerlichen Stille wahr – Zeit für Integration!

Und wenn ich gerade in dieser feinen stillen Energie bin, gehe ich gern tiefer wieder in die Frage »Gibt mir dieses Nahrungsmittel Energie?« hinein.

Oft wissen wir, ohne zu überlegen, dass wir etwas nicht essen wollen, dafür spüren wir in anderen Situationen sofort, was wir brauchen. Diese ursprüngliche Intuition gilt es wieder auszubauen. Wir Frauen haben von Natur aus eine höhere Intuition, und wir haben auch die sogenannte »gesellschaftliche Erlaubnis«, diese zu zeigen und zu leben. Intuitive Entscheidungen einer Frau werden eher zugelassen als die eines Mannes. Wenn Männer sich entscheiden, Ihre Intuition wieder mehr zu schulen, haben sie manchmal einen etwas längeren Weg vor sich. Und – bleiben Sie dran.

Ein »Lebens-Mittel«, das wir auch intuitiv wählen, hat alle Energien seines Weges gespeichert und gibt sie an uns weiter. Beeinflusst durch die Herkunft, den Anbau, die Ernte, die Lagerung, die Verarbeitung, den Transport ... Alle Energien der Menschen, die mit ihm gearbeitet haben, sind Teil des Energiefeldes dieses Lebensmittels. Klingt eigentlich ganz logisch, aber wie soll man damit umgehen?

In seinem Buch *Feinstoff Nahrungs Berater* geht Ronald Göthert auf dieses Phänomen ein (siehe »Weiterführende Links und Literatur« im Anhang). Er beschreibt auch die Wirkung der eigenen Energie auf die Nahrungsmittel. Wir selbst haben den größten Einfluss auf die Produkte, die wir einkaufen, verwenden und zubereiten. Es ist nicht nur wichtig, beim Einkauf intuitiv auf die Resonanz der angebotenen Lebensmittel zu achten, sondern auch auf Ihre eigene Stimmung bei deren Zubereitung.

Versuchen Sie zunächst, die Energie der Lebensmittel wahr zunehmen: Hat das Gemüse noch eine lebendige Energie? Strahlt es eine gesunde Kraft aus? Ist es Ihre Nahrung?

Und dann machen Sie sich Ihre eigene Energie bewusst, die Sie während des Einkaufs und während der Zubereitung haben: Sind Sie genervt und gestresst oder erfreut und mit sich selbst im Frieden?

Und was meinen Sie: Hat Ihre Stimmung einen Einfluss auf die Lebensmittel, die Sie verarbeiten? Seien Sie bereit für das nächste Experiment!

Erweitern Sie Ihre Wahrnehmung, und nutzen Sie das Wissen um den energetischen Einfluss auf die Nahrung, die Sie für sich zubereiten. Natürlich sind wir nicht immer froh und in Frieden mit uns, aber wir können ganz bewusst alle Nahrungsmittel mit Dank und Respekt verarbeiten. Das Gemüse achtsam waschen und schneiden. Sie tun es für sich selbst und können so ganz bewusst die für Sie kraftvollste Nahrung herstellen!

Schritt für Schritt werden Sie besser erkennen, was Ihnen guttut, welche Lebensmittel energetisch zu Ihnen passen und Sie auf Ihrem Weg zu mehr Gesundheit und Balance unterstützen. Sie erinnern sich, welche Bedürfnisse Sie wirklich haben.

In diesem Moment treten Sie heraus, leben Sie Ihre Selbstbestimmung, kommen Sie an eine neue Kraft in sich heran. Das genau ist die Basis für unser »neues« Leben.

Machen Sie nun das Gelesene zu Ihrem Eigenen. Setzen Sie es in die Erfahrung um! Geben Sie der Theorie Ihre persönliche Dynamik. Das macht den Unterschied!

Sie erleben nun vielleicht zum ersten Mal Dinge, die Sie schon lange wissen, von anderen gehört oder auch schon mal gelesen haben, aber noch nie hatten Sie die Zeit oder war der richtige Moment, es selbst zu erfahren. Jede Ihrer Zellen ist dabei und spürt den Unterschied von Theorie und Praxis. Machen Sie es sich zu eigen! Mein Buch ist nur die Anregung, auf die Sie vielleicht gewartet haben.

Und auch dieser Prozess unterstützt Sie sehr stark auf Ihrem Green-Detox-Weg. Sie erarbeiten sich neue Kräfte, neue Selbsterkenntnis, finden in ein besseres Selbst-Verständnis. Wann immer neu Erfahrenes in Ihren Zellen ankommt, muss Altes, Verschlafenes weichen! Da muss Stagnierendes Platz machen – es geht gar nicht anders! Und um das körperlich zu unterstützen, sollten Sie immer dann noch bewusster zu einem Grünen Smoothie greifen oder ein großes Glas Salatgurkensaft trinken!

Sammeln Sie rote oder blaue Beeren, die Antioxidanzienwunder. Erdbeeren, Himbeeren oder auch Heidelbeeren haben wie der Apfel das wertvolle Pektin, das Gifte bindet und sich positiv im Darm auswirkt. Auch wirken das Rot, Violett und Schwarz der Beeren sehr aktivierend auf unser Blut und unser Immunsystem. Die Farbstoffe, die Anthocyane, gehören zu den sekundären Pflanzenstoffen und sind die stärksten Antioxidanzien.

Denken Sie an das eben Gelesene, und machen Sie sich Ihre Stimmung bewusst. Alles hat eine Wirkung – beeinflussen Sie es positiv!

ES IST SOMMER!

Wildkräuter nach Wahl

rote Beeren

reines stilles Wasser

Zutaten in den Powermixer geben und einen sommerlich-köstlichen, sämigen Grünen Smoothie zubereiten.

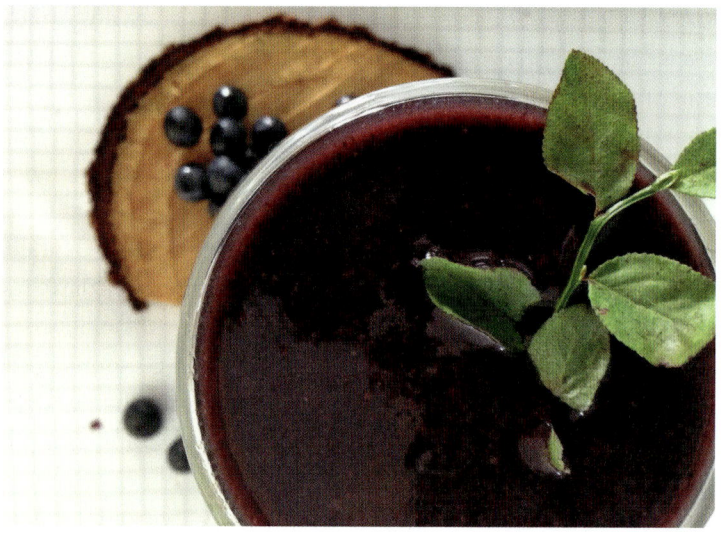

Sommerliche Detox-Zwischenmahlzeiten

Hier sind nun einige Rezepte für »den Hunger zwischendurch« aufgeführt, die Sie sättigen, aber auch Ihren Green-Detox-Prozess unterstützen.

GRÜN UND SCHARF

Brokkoli

Gewürze

½ Zitrone

Öl

Ume-Su oder Shoyu

Kapuzinerkresse mit Blüten

Raspeln Sie einen rohen, klein geschnittenen Brokkoli im Mixer.

Dazu geben Sie nach Lust und Laune viele Gewürze, den Saft einer halben Zitrone (oder Sie schneiden und raspeln eine halbe Zitrone mit Schale hinein), ein gutes Öl, Ume-Su oder Shoyu.

Nehmen Sie als herzhafte Zutat und Augenweide zum Beispiel die leckere Kapuzinerkresse mit Blättern und Blüten. Diese ist nicht nur ausgesprochen würzig, sondern auch stark aktivierend!

GERIEBENER ROHKOSTGENUSS

1 Apfel
1 Karotte
1 kleine Rote Bete
1 Stück rohe Süßkartoffel
½ Zitrone
Hanfsamen
Süße Beeren und Zimt oder Pfeffer und Ume-Su

Apfel, Karotte, Bete und Süßkartoffel raspeln. Geben Sie Zitronensaft und etwas -schale hinzu. Auch passen darübergestreute Hanfsamen hervorragend, vielleicht ein paar süße Beeren und Zimt oder eher Pfeffer und Ume-Su.

Geraspelt und gerieben, lassen sich rohköstliche Produkte meist sehr gut verdauen und aufnehmen. Viele kennen von früher den geriebenen Apfel, den man als leicht verdaulich einstuft. Das kann man auch so sagen. Durch die Reibung von Apfel, Karotte, Roter Bete wird dem Körper nämlich ein Teil seines aufwendigen Verdauungsprozesses abgenommen. Auch hat die Frucht eine größere Oberfläche, was sich zum Beispiel beim Apfel mit seinem Pektin als sehr positiv für den Darm zeigt. Ich liebe daher geraspelte Salate, manchmal auch als spätes Frühstück.

FRUCHTIGE SALATGURKE

Salatgurke
½ Zitrone
1 Grapefruit

Nehmen Sie eine Salatgurke, und schneiden Sie sie in Scheiben. Auf jede Scheibe einen Tropfen Zitrone und eine Scheibe Grapefruit geben.

Dazu passen einige Wildkräuter als Salat und die blauen Blüten des Borretschs (Gurkenkraut).

BÄRLAUCH KÜSST GURKE

Bärlauch-Pesto
Salatgurke

Nehmen Sie eine Salatgurke, und schneiden Sie sie in Scheiben. Setzen Sie auf jede Gurkenscheibe einen Löffel (im Frühjahr selbstgemachtes) rohes und veganes Bärlauch-Pesto. Raspeln Sie eine kleine Rote Bete, und dekorieren Sie Ihren Teller. Schon haben Sie Ihre leckere und gesunde Detox-Zwischenmahlzeit!

Sowohl die Grapefruit als auch die Salatgurke sind wahre Detox-Wunder. Auf jeden Fall wird das eine sehr leckere, frische, vitaminreiche und antioxidative Mischung:

MUS AUS PINKFARBENER GRAPEFRUIT UND SALATGURKE

1 Salatgurke
1 pinkfarbene Grapefruit
Gewürze nach Geschmack
Granatapfelkerne und grüne Blätter als Deko

Mixen Sie die gewaschene Salatgurke mit Schale, die Grapefruit geschält, aber mit der weißen Haut, in Ihrem Mixer. Nehmen Sie kein Wasser dazu, und verwenden Sie den Stößel, um das Mus zu pürieren.

Lassen Sie Ihrer Geschmackskreativität freien Lauf: Gibt es Gewürze, die Sie gern diesem Mix beifügen möchten?

Als perfekte Abrundung dekorieren Sie diese Leckerei noch mit gesunden leuchtend roten Granatapfelkernen und einigen grünen Blättern, zum Beispiel von Pfefferminze, Basilikum oder auch Gundermann.

Ist Ihnen die pinkfarbene Grapefruit zu sauer oder doch zu bitter, können Sie auch reife Wassermelone nehmen. Vor allem an heißen Tagen ein Hochgenuss:

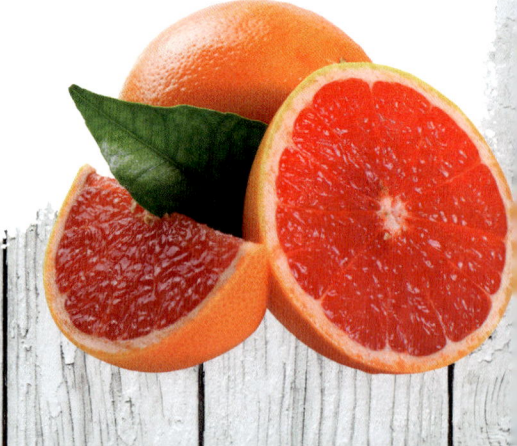

MUS AUS WASSERMELONE
UND SALATGURKE

1 Salatgurke
¼ Wassermelone
Gewürze nach Geschmack
Granatapfelkerne und grüne Blätter als Deko

Mixen Sie Gurke und Melone. Nehmen Sie kein Wasser dazu, und verwenden Sie den Stößel, um das Mus zu pürieren. Würzen und dekorieren, zum Beispiel mit Minze oder mit roten Beeren.

Nun, das waren die Sommerimpulse. Und Sie merken schon, vieles davon ist jahreszeitenunabhängig. Übernehmen Sie die liebgewonnenen Detox-Rezepte und -Ideen in Ihren täglichen Ablauf, egal, welches Wetter wir haben, und passen Sie diese kreativ den saisonalen und regionalen Bedingungen an.

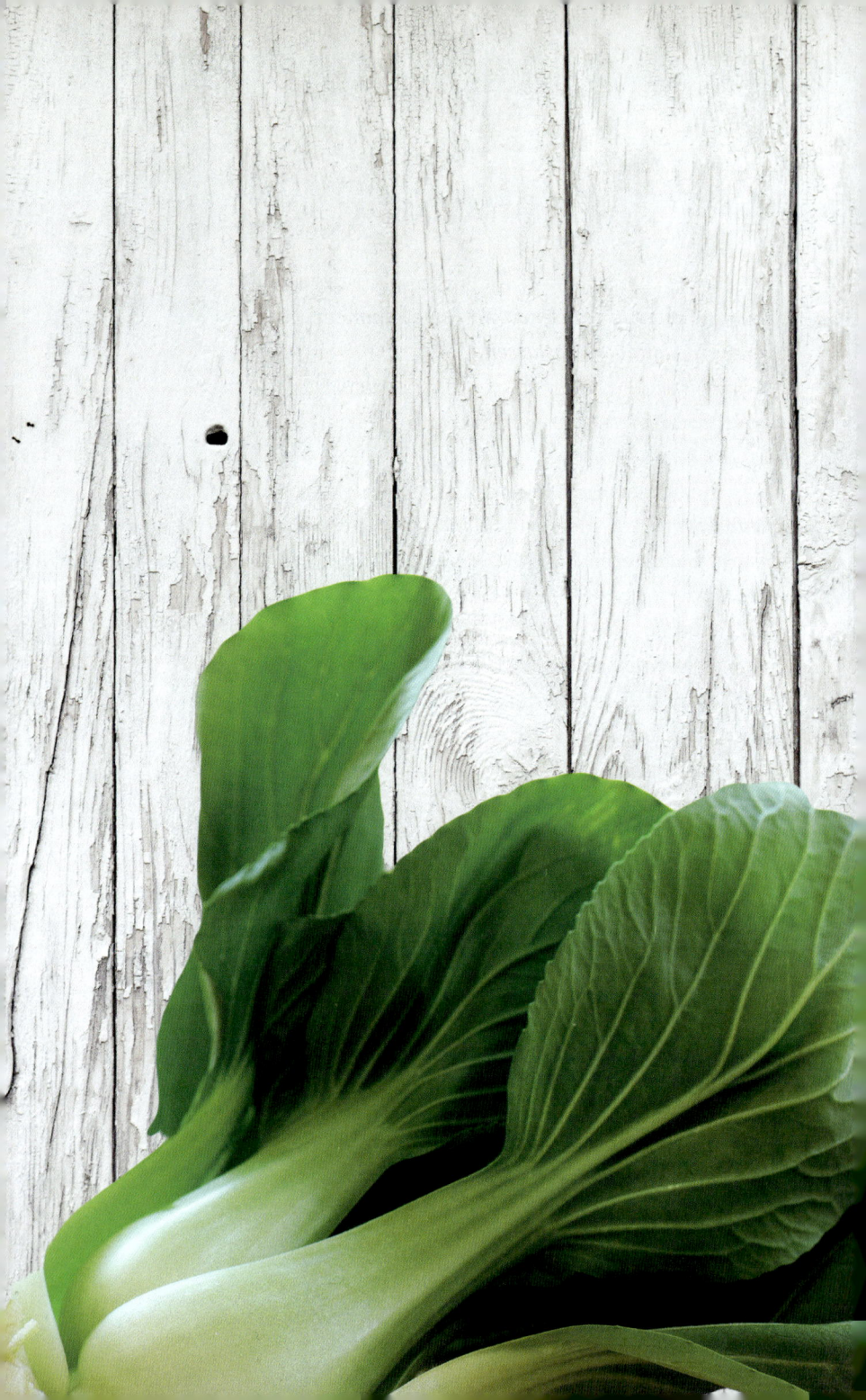

9. GREEN DETOX IM HERBST

Der Herbst. Aufbrausend. Zur Ruhe kommen.
In die Stille gehen. Loslassen.
Abrunden. Gemütlich. Kuschelig. Rückzug.
Stürmisch. Ungestüm. Genüsslich.
Hochwertig. Genügsam.

Wenn im Herbst die dicken Jacken wieder zum Vorschein kommen und der kalte Wind um die Ecke fegt, gerät man schnell in eine neue Stimmung. Die Bäume im Wald geben ihre Blätter ab, die verwurzelten Stämme bleiben uns jedoch auch im Herbst und Winter als kraftvolle Helfer erhalten.

Der Detox-Baum-Spaziergang

Gehen Sie spazieren, und besuchen Sie die Bäume. Nehmen Sie Kontakt zu einem speziellen Baum auf, lehnen oder setzen Sie sich eine Weile an seinen Stamm, und tanken Sie Energie.

Auch das ist Entspannung, Entgiftung, In-Frieden-Sein, Verbundenheit mit der Natur verbunden.

Geben Sie ab, was Ihr System blockiert. Lassen Sie die nächsten Schritte zu. Bewusstes Atmen unterstützt die Integration des Neuen!

Im Frühjahr und Sommer können Sie diese Momente erweitern, indem Sie einige Blätter des jeweiligen Baumes essen. Der Linde, Birke, Ulme, Buche, Kastanie, Esche, Weide, ein junges Eichenblatt...

Und jetzt, wieder daheim, erst mal einen aktivierenden Grünen Smoothie. Schauen Sie sich die Liste der Rezeptideen im Anhang an, fühlen Sie sich von einer angesprochen? Nutzen Sie im Herbst auch die regionalen Genüsse.

━━━ ES HERBSTELT! ━━━

rote Trauben (ohne Kerne) mit wilden Weinblättern

Stilles reines Wasser

Ingwer, Zimt, Nelke, Kardamom oder Ähnliches

Mixen Sie einen Grünen Smoothie. Nehmen Sie bei Kälteempfinden immer handwarmes Wasser und viele Gewürze, die von innen heizen, zum Beispiel die hier aufgeführten.

Einen Trockenvorrat anlegen

Im späten Sommer und im frühen Herbst ist es an der Zeit, sich kleine Naturvorräte für den Winter anzulegen. In der Periode, in der es nur kultiviertes Grün gibt, freuen Sie sich dann über einige leckere Geschmacksalternativen, die, angefüllt mit den Nährstoffen des Sommers, Ihrem Stoffwechsel einfach guttun. Und bevor Sie im Winter zu teuren Superfoods greifen, legen Sie sich ein kleines Lager an. Auch wenn durch das Trocknen oder sogar durch Einfrieren Vitalstoffe verloren gehen, lässt sich doch die Kraft der Pflanze auch im Winter nutzen. Sei es für einen Tee oder gerebelt über den Salat: Frauenmantel, Goldrute, Zitronenmelisse oder Pfefferminze.

Hier nur zwei Vorschläge, die Möglichkeiten sind unbegrenzt!

Getrocknete Brennnesselsamen

Legen Sie sich einen Vorrat an getrockneten Brennnesselsamen an. Die Samen sind Kügelchen, die an der Pflanze hängen und Ende August, September reifen. Dann wechselt ihre Farbe von Grün ins Braun. Auch die grünen Samen sind bereits essbar und können wunderbar als Rohkost verwendet werden.

Zupfen Sie die Samen der männlichen (stehend) oder weiblichen (hängend) Brennnessel ab, und legen Sie sie zum Trocknen auf ein Stück Zeitung. Nach ein paar Tagen sind die Samen trocken, dann können Sie diese in ein farbiges Glas geben und im Winter sowohl einige davon im Grünen Smoothie verarbeiten als auch über den Salat streuen. Die Brennnesselsamen gelten als besonders vitalisierend und stärkend: Gut bei Erschöpfungszuständen und Müdigkeit!

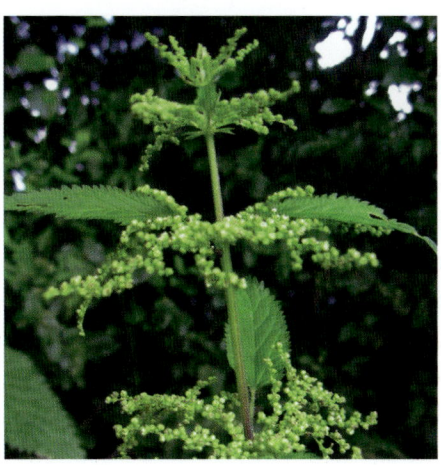

Getrocknete Spitzwegerichsamen

Im Spätsommer/Herbst bilden die Spitzwegeriche ihre Samen aus. Sie können diese sowohl roh essen als auch sammeln und trocknen.

Die Wegerichsamen quellen, mit Wasser verbunden, leicht auf und können so auch unterstützend zur Darmreinigung verwendet werden. Nimmt man sie trocken, binden sie im Darm wasserlösliche Stoffe an sich. Auch die bekannten Flosamen sind Samen einer indischen Wegerichart.

Besonders lecker sind sie auch kurz in Olivenöl in der Pfanne gedünstet, mit Pfeffer und Salz abgeschmeckt.

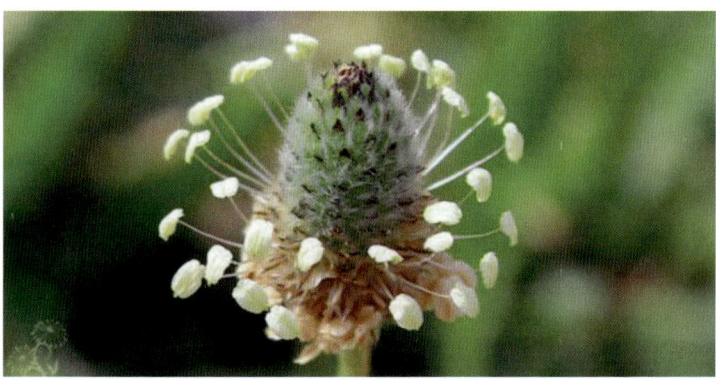

Seien Sie kreativ

Und nun heißt es, auch bei Ihren Klärungen kreativ zu sein. Wo wollen Sie mit all der frei werdenden und frei gewordenen Energie hin?

Schauen Sie sich um, wo geht es weiter mit Ihrem Projekt? Gibt es mir Energie – nimmt es mir Energie?

So könnte heute zum Beispiel mal die Küche dran sein.
Wer anfängt, seine Ernährung umzustellen, tut gut daran,
alte Vorräte, mitunter seit Jahren im Schrank lagernde Produkte, zu sichten und gegebenenfalls zu entsorgen. Wenn Sie
Dingen einen neuen Platz geben, alles klarer sortieren, um-
sortieren und den einzelnen Lebensmitteln neue Plätze zu-
teilen, vielleicht auch mal ein paar Meter mehr zu Ihrem Tee
zurücklegen müssen, verändert dies die alten eingefahrenen
Gewohnheiten. Dies kann bei einer gewollten Umstellung
durchaus von Vorteil sein!

Checken Sie also Ihre Küche nach den folgenden Über-
legungen:

- Wie viele Vorräte stehen in Ihrem Schrank?
- Bei wie vielen davon ist schon seit Ewigkeiten das Halt-
barkeitsdatum überschritten?
- Welche Nahrungsmittel passen nicht mehr zu Ihrer neuen
Ernährungsphilosophie?
- Wie viele Fertigprodukte schlummern in Ihren Regalen?
Fangen Sie auch hier an, Dinge loszulassen. Wenn es für Sie
räumlich möglich ist, kaufen Sie lieber regelmäßig Frisches
ein.
- Wann ist Markttag bei Ihnen?
- Gemüse und Obst, Salate und Kräuter: Kaufen Sie leben-
dige Nahrung!

Und zum Übergang in den kalten Winter genießen Sie nun
den Klassiker aus dem Entsafter. Diesmal ist er nicht grün.
Okay, aber er wirkt trotzdem: The Spicy Carrot (siehe das Verzeichnis der Rezepte im Anhang).

Ein warmes basisches Rezept darf auch hier nicht fehlen.

Eine Basensuppe, die Ihren Flüssigkeitshaushalt wieder auf Vordermann bringt. Passend zu den herbstlichen Temperaturen und entspannend in jeder anderen Jahreszeit. Ein warmes Green-Detox-Rezept gehört für mich vor allem in der kühlen Jahreszeit auf jeden Fall dazu. Denn wenn Sie aus der grünen Natur nach Hause kommen, kann es gut sein, dass Sie auch mal Lust auf warme Flüssigkeit haben! Und was bietet sich da besser an als eine basische Gemüsesuppe? Diese kann mit dem gekochten Gemüse und natürlich auch durchgesiebt, ohne Ballaststoffe, gegessen werden. Es ist eine absolut hochwertige Brühe, Sie werden es spüren. (Das Rezept für »Die basische Wildkräutersuppe« finden Sie im Abschnitt »Sieben Tage Green Detox« in Kapitel 6 [Tag 7]).

Der Übergang vom Herbst zum Winter ist eher fließend. Klar ist der Winter da nach der Nacht, in der es zum ersten Mal gefroren hat. Dann sind die Pflanzen sozusagen »kaputt«. Die gefrorenen Blätter verändern ihre Konsistenz sowie ihre Farbe, und es dauert nicht lange, dann steht die ganze Pflanze ohne Blätter vor Ihnen. Ein klares Zeichen, mit der Wildkräutersuche aufzuhören und sich auf die regionalen grünen Güter zu fokussieren.

10. GREEN DETOX IM WINTER

Winter. Weiß. Kalt. Klar. Schnee. Sonne.
Blauer Himmel. Gestöber. Sturm. Klirrend. Frost. Zeit.
Eisblumen. Rückzug. Ruhig. Entspannt.
Gemütlich. Wohlig. Weich. Nährend.
Und für Ihren Green-Detox-Prozess gilt auch im Winter:
Gibt es mir Energie – nimmt es mir Energie?

Im Herbst werden die Wildkräuter weniger, im Winter findet man nur noch das eine oder andere Kraut unter der Schneedecke. Interessanterweise ist es für mich ganz natürlich, dass wir im Winter fast nur kultiviertes Gut in der Küche und im Mixer verwenden. Ich vermisse nichts. Es ist, wie es ist – wir haben Winter.

Der Winter polarisiert ähnlich stark wie der Sommer. Freude und Liebe angesichts der Kälte und der klaren, frischen Luft oder Abneigung und Fluchtgedanken.

Auch im Winter steht einer gesunden Balance in der Nahrungskette nichts im Wege. Wir haben alles, was wir brauchen, und durch die Grünen Smoothies auch die leckere Rohkost. Wärmen können Sie sich im Winter durch die Zugabe

Fastentage dürfen sich durch das ganze Jahr ziehen. Immer mal wieder steht es an, den Organismus und die Verdauungsorgane ganz bewusst zu entlasten, sie bewusst nicht mit schwer verdaulichen Lebensmitteln zu behelligen, sondern mit viel frischem flüssigem Grün.

der vielen wärmenden und aktivierenden Gewürze in Ihrer Nahrung. Auch durch weniger direkte Verwendung von Gemüse aus dem Kühlschrank. Verzehren Sie mehr Produkte mit Zimmertemperatur, dann fällt es Ihnen nicht so schwer, bei minus 10 Grad auch frische rohe Nahrung zu sich zu nehmen. So bieten sich auch die Rauhnächte am Jahresende an, die Ernährung in einen rituellen Jahresabschluss mit einzubeziehen sowie geklärt und gereinigt ins neue Jahr zu starten! Spricht Sie das an?

Die Rauhnächte

Wo genau die Rauhnächte ihren Ursprung haben, ist nicht eindeutig überliefert. Auf jeden Fall bezeichnet man sie als »Nächte außerhalb der Zeit«, im Besonderen außerhalb der Mondmonatsrechnung. Es sind »heilige Nächte«, und in den Mythologien wird weithin angenommen, dass die Gesetze der Natur außer Kraft gesetzt sind: Die Grenzen zu anderen Welten sollen fallen. In vielen Kulturen sind in dieser Zeitspanne mythische und magische Rituale üblich, und solche Bräuche haben sich bis heute erhalten.

Immer mehr Menschen kommen zurück zu den alten überlieferten Ritualen. Die Wertschätzung dieser heidnischen Bräuche steigt, werden doch auch da die ganzheitlichen Zusammenhänge immer klarer, und die Grenzen zwischen heute und früher, zwischen den einzelnen Religionen, werden aufgeweicht.

Nutzen Sie diese »heiligen Tage und Nächte ›zwischen den Jahren‹«, um wirklich einen Neuanfang vorzubereiten. Es ist eine Phase von zwölf Nächten (manchmal wird auch von dreizehn gesprochen), die üblicherweise in der Nacht vom 24. auf den 25. Dezember um 24.00 Uhr beginnen und bis zum 5. Januar um 24.00 Uhr andauern. Vielleicht ist das ja auch für Sie eine Phase, um das alte Jahr geklärt gehen zu lassen und in dieser frischen, klaren Energie dann das neue zu begrüßen.

Ansonsten haben Sie vor und nach den gemütlichen Feiertagen jede Menge Zeit, eine oder zwei Wochen Basenpower einzuplanen?! Schaffen Sie gleich den Ausgleich – am besten natürlich täglich!

Das ist auch ohne unsere feinen Wildkräuter kein Problem. Vielleicht haben Sie sich einen Trockenvorrat angelegt, den Sie nun als Zugabe im Grünen Smoothie verwenden können. Auch ist es jetzt die Zeit, die grünen Superfoods zu verwenden, zum Beispiel die Algen, das beschriebene Moringapulver, Gerstengraspulver und so fort.

Machen Sie sich im Winter die verfügbaren Kohlsorten für den Grünen Smoothie zunutze. Verwenden Sie die Küchenkräuter und die den Stoffwechsel aktivierenden Gewürze! Trinken Sie frisch gepresste Säfte!

Grünkohl

Der Grünkohl zeigt sich durch seine kraftvoll dunkelgrüne Farbe als das Winter-Chlorophyll-Superfood. Er ist also ein regionales Superfood, das wir erst *nach* dem ersten Frost zubereiten sollten, daher bietet es einen perfekten »Ersatz« für die Wildkräuter im Winter! Das grüne Blatt ist reich an Antioxidanzien, Vitaminen, Mineralstoffen, Spurenelementen und natürlich Chlorophyll.

Das Besondere am Kohl ist auch, dass er sich ganz wunderbar roh im Grünen Smoothie verarbeiten lässt und darin genossen, da roh und fein püriert, auch keine »blähenden Nebenwirkungen« hat. Diese entstehen erst durchs Erhitzen! Es lassen sich also auch im Winter Green-Detox-Genüsse mixen, die Ihren Entgiftungsprozess weiterführen, egal, bei welchen Temperaturen!

GRÜN, GRÜNER, AM GRÜNSTEN

Blätter des Grünkohls

1 Prise Bio-Vanille, Zimt

1 Orange

(wer mag, bei der Bio-Orange gern mit einem Stück Schale)

reines stilles Wasser

Die Zutaten zu einem sämigen Grünen Smoothie mixen. Als Erweiterung kann auch mal eine Handvoll getrockneter Maulbeeren mitgemixt werden. Sie geben dem Grünen Smoothie eine geschmackliche Extranote.

Das nun folgende Grüne-Smoothie-Rezept ist vielfach getestet und mit dem Prädikat »besonders lecker und wirksam« versehen. Es entstand durch die intensive Suche nach dem richtigen Geschmack für eine Kundin, die eine konkrete Basenwoche mit den Grünen Smoothies gebucht hatte. Wir fanden zwei perfekte Kräuter und Gewürze, deren Geschmack sie sehr mochte und die eine intensive Entgiftung einläuteten: Koriander und Nelke. Sie machten die Basenwoche für sie unvergesslich.

Koriander ist das Kraut mit der einzigartigen Fähigkeit,

die Blut-Hirn-Schranke zu durchwandern, es leitet also auch Schwermetalle und Gifte aus unserem Gehirn aus. Sollten Sie zu den Koriander-Liebhabern gehören (denn an dem Kraut scheiden sich ja die Geister!), dann ist das ein dickes Plus für Ihren ganz persönlichen Detox-Plan.

Die Nelke ist stark basisch. Der Gewürznelkenbaum wurde 2010 zur Heilpflanze des Jahres gekürt. Es ist die getrocknete Blütenknospe, die wir als Gewürz verwenden, am besten als Pulver.

Versuchen Sie, den Morgen mit einem Tee oder auch abgekochtem Ingwerwasser zu beginnen, lassen Sie den Kaffee, die tierischen Produkte, Weißmehl sowie Zucker komplett weg! Wenn dann am Vormittag der erste Hunger kommt, trinken Sie Schluck für Schluck den nun folgenden Basen-Kick.

FRAU RENATES BASENKICK

Grünanteil nach Belieben
(beispielsweise Grünkohl, Mangold oder Feldsalat)
frischer Koriander
(bestimmen Sie die Menge selbst, er ist der Geschmacksträger!)
1 Prise Nelke
1 Prise Zimt und Kardamom
1 Dattel
eventuell ein Stück Obst
reines stilles Wasser

Die Zutaten zu einem sämigen Grünen Smoothie mixen.

Der Geschmack und die Wirkung waren so gut, dass wir die Kur gleich um eine Woche verlängerten. Sie können in dieser basisch geprägten Woche auch in jeden Tee und auch in alle sonstigen Gerichte eine Prise Nelke geben. Vielleicht finden Sie, dass auch dieses »Ritual« – die Prise Nelke – ganzjährig gut in Ihr Green-Detox-Programm passt. Dann haben Sie sich somit gerade wieder einen konkreten Schritt in Richtung Balance angewöhnt!

Was machen Sie aber, wenn es draußen minus 20 Grad kalt ist, Ihr Auto nicht anspringt, wir haben Blitzeis ... wenn also keine Möglichkeit besteht, frisches Grün einzukaufen? Für diese Tage und auch andere Gelegenheiten (Urlaub auf der einsamen Insel oder in Ländern ohne Bioläden) gibt es hier die Erinnerung an die Vielfalt der hochgradig antioxidativen grünen Pulver und Superfoods, den Matcha-Tee oder auch den Antioxidanzien-Shake (siehe das Verzeichnis der Rezepte im Anhang).

Wer's doch lieber frisch mag, hier ein herrlich leichter grüner Saft:

━━━━━ LIGHT AND GREEN ━━━━━

½ Salatgurke mit Schale

½ pinkfarbene Grapefruit

1 grüner Apfel

1 Scheibe Zitrone mit Schale

1 Stück Ingwer, alternativ Chili

1 Prise Kardamom

1 Prise Zimt

Gurke mit übrigem Obst und Ingwer in den Entsafter geben, Saft würzen und umrühren.

Wer anstatt auf Gewürze mehr Lust auf einen bestimmten Kräutergeschmack hat, kann auch ein paar Stängel Koriander, Petersilie, Basilikum oder auch Zitronenmelisse mit in den Entsafter geben. Das bringt eine feine Kräuternote in den Drink! Ein schönes großes Glas füllen und langsam mit Strohhalm trinken.

Damit der Drink nicht so kalt ist, das Gemüse rechtzeitig aus dem Kühlschrank nehmen und das Glas vorher mit warmem Wasser aufwärmen.

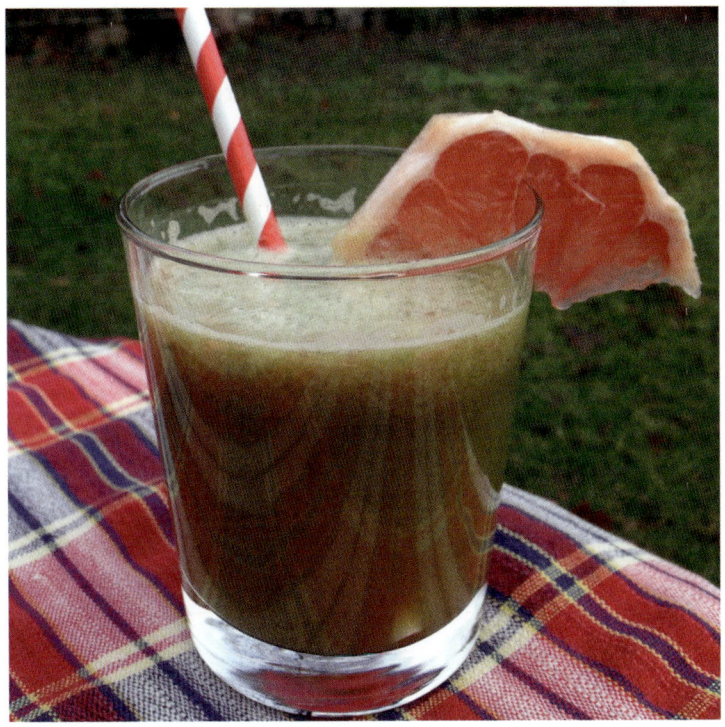

Das Detox-Spiel der Synonyme

Ich arbeite gern mit sinnverwandten Wörtern (Synonymen) und mit Sinnbildern, erreichen sie doch eine andere Ebene in uns und aktivieren so ein anderes Verständnis. Der clevere Verstand muss einen Umweg machen, das Gefühl hat hier eine größere Chance, an Ebenen heranzukommen, die uns nicht so offensichtlich präsent sind.

Finden Sie zunächst intuitiv Ihre Green-Detox-Begriffe:

Ent-schlacken

Ent-wirren

Ent-lasten

Ent-wässern

Klären

Ent-spannen

Ent-schleiern

Ent-säuern

Lichten

Aus-kehren

Ab-stauben

Aus-reinigen

Ent-giften

Frei-geben

Aus-misten

Auf-decken

Auf-räumen

Reinigen

In Ordnung bringen

Ent-hüllen

Auf-klären

Durch-spülen

Ins rechte Licht rücken

Auf-schlüsseln

Be-freien

Ans Licht holen

Auf-hellen

Be-reinigen

Welche Begriffe gehen bei Ihnen am stärksten in Resonanz? Meine erste Resonanz waren die Empfindungen, die für mich »zwischen den Zeilen« stehen, wie zum Beispiel:

die Lasten abgeben – die Schleier lüften – die Schlüssel finden – das Licht aktivieren – das System ordnen – die heilige Matrix anzapfen – die Wirren und Verwirrungen loslassen – die Spannungen gehen lassen – die Ordnung wiederherstellen!

Wenn Sie Freude an Wortspielen haben, nutzen Sie diesen Impuls, und notieren Sie Ihre eigenen Affirmationen.

Was steht »zwischen Ihren Zeilen«?

Welche Bereiche Ihres Lebens melden sich?

WANN HABEN SIE ZULETZT BEWUSST GEATMET?

Machen Sie doch jetzt mal eine bewusste Pause, stehen Sie auf, öffnen Sie das Fenster, und nehmen Sie ein paar *tiefe* Atemzüge. Auch können Sie sich dabei gleich dehnen und nach allen Richtungen strecken – bevor Sie wieder ins Buch abtauchen!

Und zum Abschluss noch eine Erinnerung an Geschriebenes, an Gelesenes, an Möglichkeiten. Die Türen stehen offen, Sie brauchen jetzt nur noch hindurchzugehen. Kreieren Sie Ihre persönliche Green-Detox-Welt:

Lichtvolle Nahrung essen, das ist Green Detox.

Belegte Felder freigeben, das ist Green Detox.

Alten Kram loswerden, das ist Green Detox.

Festgefahrenes aktivieren, das ist Green Detox.

Platz freimachen, das ist Green Detox.

Leere zulassen, das ist Green Detox.

Überschüssiges weggeben, das ist Green Detox.

Öffnen für Neues, das ist Green Detox.

Sich liebevoll von alten Erinnerungen trennen, das ist Green Detox.

Grün, grüner, am grünsten, das ist Green Detox.

Dankbar Dinge weitergeben, das ist Green Detox.

Licht in die dunklen Ecken lassen, das ist Green Detox.

Vergrabenes ausbuddeln, das ist Green Detox.

Verstecktes wiederfinden, das ist Green Detox.

Frische Luft hereinlassen, das ist Green Detox.

Atmen, atmen, atmen, das ist Green Detox.

Schreiben Sie weiter ...

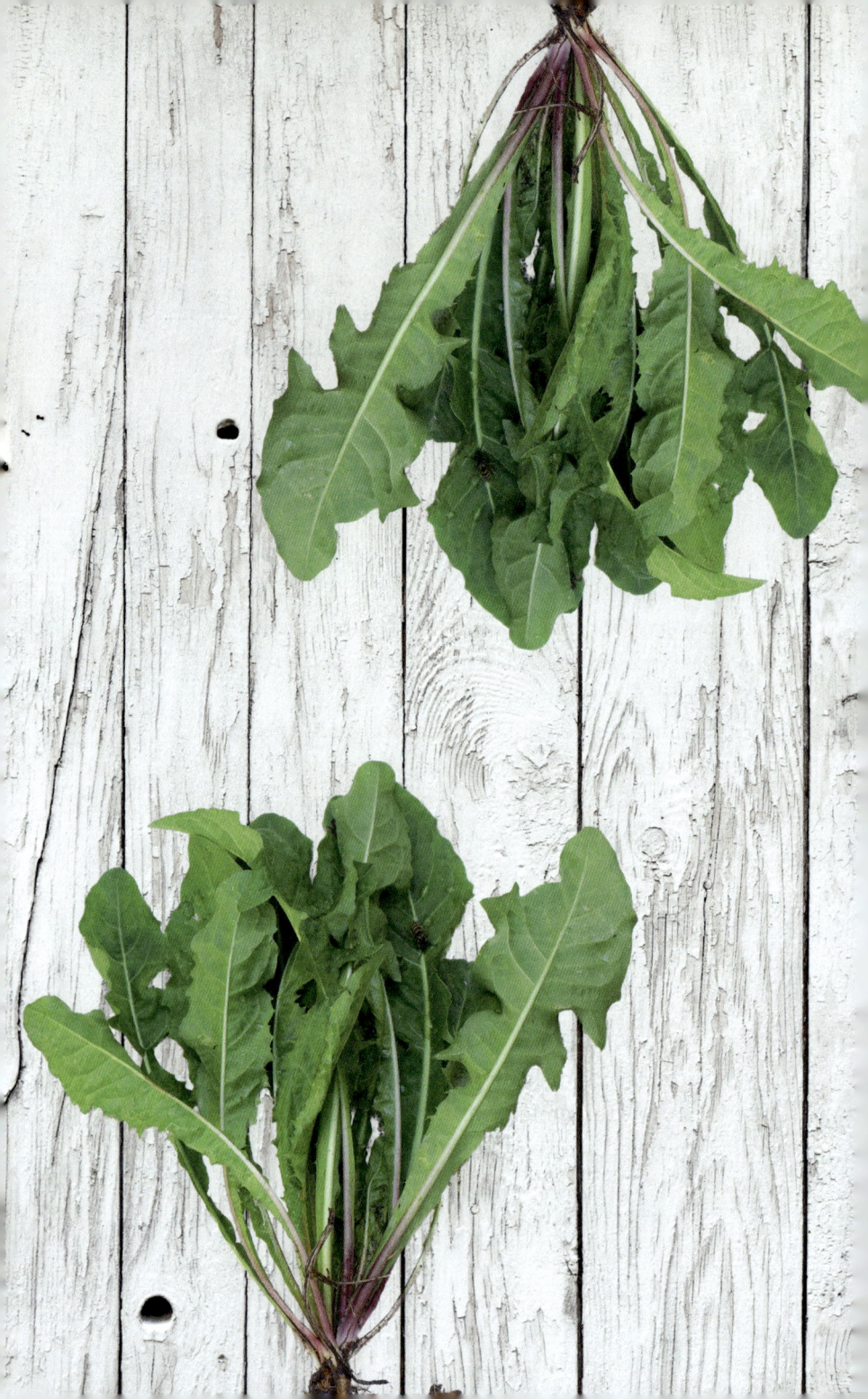

11. AUSKLANG – WEITERKLANG

Vielleicht habe ich mit diesem Buch eine gewisse Eigendynamik in Ihnen angeschoben, so wie Peter Bieri es bei mir erreicht hat, das Thema

Eigenverantwortung...
Selbstbestimmung...

mit meiner individuellen Dynamik anzuschieben (zu Peter Bieri siehe »Weiterführende Links und Literatur« im Anhang). Das Thema erreicht, meist in der Lebensmitte, eine neue Dimension der Umsetzung. Alles ist ausprobiert, vieles hat man kennengelernt und erfahren...
Man schaut auf einen großen Erfahrungsreichtum zurück. Mit diesem Reichtum sitzt man dann über seinem Essen oder auch in seinen Kundenbesprechungen und nimmt wahr.
Sehr, sehr spannend!
Selbstreflexion...
Über die Offenheit zur Selbstreflexion lässt sich viel begreifen und erweitern. Der Blick auf die Welt, das Leben, die Zusammenhänge wird über eine kraftvolle Selbstreflexion geschult.
Leben Sie es vor. Es ist vorbei mit dem Missionieren, damit schlägt man die meisten Menschen eher in die Flucht. Leben Sie es vor, Ihr Umfeld wird schauen, fragen, neugierig sein. Manche vielleicht erst auf den zweiten Blick, aber darauf kommt es auch nicht an. Bleiben Sie sich treu, und leben Sie Ihren ganz persönlichen Weg in die Kraft, finden Sie Ihren

Ausgleich im Leben, sodass es wieder richtig Freude macht. Und Sie sich auf »die nächsten vierzig Jahre« freuen!

In diesem Sinne mag ich Sie motivieren. Sie haben sich nicht zufällig dieses Buch gegriffen. Haben auch Sie den inneren Wunsch, die Sehnsucht nach einem kraftvolleren, klareren Leben, in dem Sie Ihre Berufung finden oder die Berufung Sie findet, und das alles verbunden mit dem Erkennen der kräftestärkenden Ernährung, damit sie nach draußen gehen kann, weiter Wellen schlagen kann.

Er-kennen Sie die Zusammenhänge, die heilige Ordnung.

Seien Sie dabei!

Selbsterkenntnis...

... EIN WEITERER GRUND IST DIE BEDEUTUNG, DIE SELBSTERKENNTNIS

für das Ideal eines selbstbestimmten Lebens hat.
Selbstbestimmung kann nach außen hin gelesen werden:
Dann bedeutet sie Bewegungsfreiheit.
Man kann sie aber auch nach innen leben:
Dann geht es darum, dass ich im Denken, Erleben und Wollen so bin, wie ich sein möchte.
(Peter Bieri in *Wie wollen wir leben?*)

Hierzu brauchen Sie nicht mich oder mein Buch, Sie brauchen an erster Stelle Ihren eigenen Willen, dann kann auch Green Detox Ihnen den einen oder anderen Weg zeigen, Sie anregen, wie Sie dahin kommen, Ihren eigenen, ganz individuellen Zugang zu Ihrer Gesundheit zu finden. Das ist für mich die Basis von allem!

Finden Sie Ihre ureigene Dynamik auf dem Weg zu mehr Gesundheit! Fragen Sie sich:

- Welche Geschmäcker mag ich?
- Welche Pflanzen lachen mich an?
- Was entgiftet mich?
- Welche Zutaten helfen mir zu entwässern?
- Welche Kombinationen schwemmen Giftstoffe aus meinem Körper?
- Welche Produkte nähren mich am besten?
- Was bewirkt der Rohkostdrink am Morgen, am Mittag oder am Abend?
- Tut der Grüne Smoothie mir vor dem Essen oder als Essen am besten?
- Mixe ich gerne mit viel Wasser oder unverdünnt?

Experimentieren Sie, und finden Sie Ihren ganz persönlichen Zugang. Erfahren und erleben Sie das Gelesene, und denken Sie daran:

Alles ist möglich – jederzeit!

DANK

Ich sage danke für die Begleitung auf diesem Weg!

Danke an alle Kollegen und Wegbegleiter, Interessenten und Neugierigen. Danke all meinen Freunden und Unterstützern, danke für Eure Energie und Liebe. Danke meiner Familie, die so wundervoll Anteil nimmt und auch neugierig diese für sie neue Welt erkundet. Danke an meine wunderbaren Lektoren Sabine Stechele und Ralf Lay. Danke jedem Einzelnen, der mit seiner ganzen Liebe der Welt dient und es sich zur Aufgabe gemacht hat, eine gesündere Lebenskultur zu etablieren.

Danke!

In tiefer dankbarer Verbundenheit mit *allen* Lebewesen, *für* alle Lebewesen!

ANHANG

Sammelzeiten für (Wild)kräuter

Die folgenden Angaben beziehen sich hauptsächlich auf die Essbarkeit der grünen Blätter der Pflanze! Die ganzjährigen Kräuter wachsen auch bei Frost oder unter der Schneedecke.

Die hierzulande gängigen kultivierten Küchenkräuter können wir meist das ganze Jahr in Bio-Qualität kaufen, daher sind zum Beispiel das Basilikum oder auch der Koriander als ganzjährig eingetragen.

Und selbstverständlich können Sie sich jedes Kraut für den Winter trocknen und haben es somit auch ganzjährig zur Verfügung!

Für das Detox-Kraut Nummer eins, den Bärlauch, wie auch zum Beispiel für die Knoblauchrauke und die Kapuzinerkresse empfehle ich Ihnen die ganzjährige Verwendung als selbst gemachtes Pesto (siehe das Verzeichnis der Rezepte in diesem Anhang). Bärlauch hat eine besondere Kraft, die man sich auch für den Rest des Jahres vorhalten kann.

Kraut	Frühjahr	Sommer	Herbst
Ackerschachtelhalm	x	x	(x)
Bärlauch	x		
Basilikum		ganzjährig	
Birke	x	x	x
Borretsch (Gurkenkraut)	x	x	(x)
Breitwegerich		ganzjährig	
Brennnessel		ganzjährig	
Buche	x	x	x
Distel	x	x	x
Eiche	x	x	
Franzosenkraut	x	x	x
Gänseblümchen		ganzjährig	
Gänsefingerkraut	x	x	x
Giersch	x	x	x
Goldrute		x	x
Gundermann		ganzjährig	
Haselnuss	x	x	
Himbeerblätter	x	x	x
Hirtentäschel	x	x	x
Jiao Gulan	x	x	x
Johannisbeerblätter	x	x	x
Johanniskraut	x	x	x
Kapuzinerkresse	x	x	x
Knoblauchrauke	x	x	x

Kohldistel (Kratzdistel)	x	x	x
Koriander	ganzjährig		
Labkraut	x	x	
Linde	x	x	x
Löwenzahn	ganzjährig		
Petersilie	ganzjährig		
Pfefferminze	ganzjährig		
Salbei	x	x	x
Sauerampfer	x	x	x
Schafgarbe	x	x	
Spitzwegerich	ganzjährig		
Taubnessel	ganzjährig		
Vogelmiere	ganzjährig		
Wegwarte	x	x	x
Wermut	x	x	x
Wiesenschaumkraut	x	x	
Wilde Möhre	x	x	x
Wildes Stiefmütterchen	x	x	x

Achtung: Bitte beachten Sie, dass ab Herbst der Befall der Pflanzen durch Mehltau und Pilze, meist gut erkennbar an weißen oder braunen Stellen an der Pflanze, stark zunimmt. Pflanzen, die mit diesen Krankheiten befallen sind, sollten Sie *nicht* sammeln!

VERZEICHNIS DER REZEPTE

GLOSSAR

Antioxidanzien: Pflanzliche Stoffe, die die aggressiven → freien Radikale binden. Sie können uns als täglicher Teil unserer Nahrung bei einer gesunden Zellerneuerung unterstützen, somit auch vor Krebs schützen, und stärken das Immunsystem.

Bioverfügbarkeit: Wenn eine besonders hohe Aufnahmefähigkeit der Inhaltsstoffe durch unseren Körper besteht, spricht man von einer hohen Bioverfügbarkeit.

Bisphenol A (BPA): Stoff, der herkömmlicherweise bei der Herstellung von Plastik (als »Weichmacher«) genutzt wird. BPA kann sich aus dem Produkt lösen und ist dann in dem Lebensmittel nachweisbar.

BPA: → Bisphenol A.

Chlorophyll: Chlorophyll finden wir in den Zellen der grünen Blätter. Es ist der Pflanzenfarbstoff, der das Licht und die Energie der Sonne in Wachstumsenergie umwandelt. Es transportiert eine Fülle an Sauerstoff in unsere Zellen und wirkt extrem immunstärkend. → »Die wirkenden Pflanzenstoffe« in Kapitel 6.

Chlorella: Süßwasseralge, die im Körper wie ein Schwamm wirkt und als Trägerstoff die freien Schwermetalle an ihre Zellen bindet, aber zum Beispiel auch Dioxin und Formaldehyd.

Chronobiologie: Die Erforschung angeborener natürlicher Rhythmen und ihrer Wichtigkeit für das Leben und die Gesundheit der Menschen.

Dekontaminieren: Entgiften.

Detox: Detoxikation (Entgiftung).

Flavonoide: Gruppe → sekundärer Pflanzenstoffe (zum Beispiel ein Großteil der Farbstoffe), die allgemein in Pflanzen und Früchten vorhanden sind, der Anthocyane. Ihnen werden vor allem antioxidative Eigenschaften zugeschrieben (→ Antioxidanzien).

Freie Radikale: Freie Radikale sind ursächlich ein »normales« Zwischenprodukt unseres Zellstoffwechsels. In Zeiten der stark zunehmenden Umweltgifte haben wir mehr und mehr hochreaktive und aggressive Verbindungen im Körper, also Stress. → Antioxidanzien binden die freien Radikale und können uns somit dabei unterstützen, ein Gleichgewicht herzustellen.

Miso: Fermentierte vegane Würzpaste aus Reis, Soja, Gerste …

Organuhr: Übersicht über die je zweistündigen Hoch-Zeiten unserer Organe, in denen sie der → TCM zufolge ihre stärkste und wichtigste Periode am Tag haben, in der sie besonders aktiv sind und unsere Unterstützung dankbar annehmen.

pH-Wert: Maß für den sauren oder basischen Charakter wässriger Lösungen. Ein pH-Wert unter 7 kennzeichnet saure wässrige Lösungen, pH 7 gilt als neutral, ein pH-Wert über 7 als basisch.

Radikalfänger: → Freie Radikale.

Saponine: Seifenartige Schaumstoffe, zum Beispiel in Salaten; sie unterstützen die Aufnahme der Mineralien im Darm.

Sekundäre Pflanzenstoffe: Chemische Verbindungen, die im Gegensatz zu primären Pflanzenstoffen für die Pflanze nicht überlebensnotwendig sind. Sie haben einen hohen Stellenwert für den Menschen.

Shoyu: Sojasoße, fermentiert, vegan.

Signatur: In der Signaturenlehre spricht man von Zeichen in der Natur, die Ähnlichkeiten haben und auf bestimmte Zusammenhänge hinweisen sollen. So wird beispielsweise der Walnuss aufgrund ihrer Ähnlichkeit mit dem Gehirn eine Heilwirkung auf unseren Denkapparat zugesprochen.

Stevia: Ein aus dem Süßkraut (auch Honigkraut) gewonnenes Stoffgemisch, das als Süßungsmittel verwendet wird. Steviaprodukte können eine 450-mal größere Süßkraft als Zucker haben. Sie sind so gut wie kalorienfrei und für Diabetiker geeignet.

Superfood: Nahrungsmittel, die von Natur aus eine besonders hohe Menge zum Beispiel an Antioxidanzien, Aminosäuren, Mineralien, Vitaminen et cetera haben und aufgrund ihrer besonderen Bioverfügbarkeit für den Menschen einen hohen Nährwert besitzen. Als Superfood bezeichnet man zum Beispiel Goji-Beeren, Moringa, Weizen- und Dinkelgras.

Synchronizität: Nach dem Psychiater C. G. Jung spricht man von Synchronizität, wenn ein inneres Ereignis (eine Idee oder ein

Traum) mit einem oder mehreren äußeren realen Ereignissen als miteinander verknüpft oder aufeinander bezogen wahrgenommen wird, obwohl sie keine direkte Verbindung von Ursache und Wirkung (Kausalbeziehung) aufweisen. Das innere Ereignis muss chronologisch vor dem äußeren oder genau gleichzeitig stattfinden.

TCM: Traditionelle Chinesische Medizin.

Toxin: Giftstoff.

Ume-Su: Die Umeboshi, eine getrocknete Aprikose (Pflaume) aus Japan, wird auch als die»Königin der alkalischen Nahrung« bezeichnet. Diese Frucht wird zusammen mit Salz in Fässern fermentiert, und es entsteht Ume-Su, die Flüssigkeit, die heraustritt, und die Ume-Paste, der fermentierte Inhalt der Fässer. Der Ume-Su wird eine sehr positive Wirkung auf unsere Darmbakterien und auf die Reduzierung der Übersäuerung nachgesagt.

Zeolith: Vulkangestein, Mineral mit hoher Absorptionsfähigkeit für Schadstoffe sowie Schwermetalle (Trägerstoff); starker → Radikalfänger, reguliert den → pH-Wert durch Ausgleich des Säureüberschusses.

Weiterführende Links und Literatur

www.andrea-nossem.de – *alles zu meiner Person und Tätigkeit*
www.bio-nichtbio.info
www.bormia.de – *Wasser mit der Energie der Lemniskate*
www.burkhard-hickisch.de – *Der* Grüne Smoothie-*Pionier*
www.cleanse.net – *Darmreinigung nach Dr. Richard Anderson*
www.darmfrei.de
www.darm-mit-charme.de – *Giulia Enders, Autorin*
www.detoxklinik.de
www.gesund-im-net.de – *Leberzauber*
www.gruenesmoothies.de

www.herbathek.com – *Nieren- und Leberteemischungen nach Andreas Moritz, Kräuter, Tees, Kuren*
www.institut-fuer-ernaehrung-gesundheit.com
www.kloesterl-apotheke.de – *Essenzen, Urtinkturen, Auszüge ...*
www.nahrungistmedizin.de
http://omniblend.de/content/72-mixgut-analyse-von-igv – *Ergebnis Laboruntersuchung der aufgespaltenen Zellen (Website der Firma OmniBlend)*
www.sanacell.de – *Wasser, Aktivkohlefilter und so weiter*
www.schwermetallausleitung.at – *Dr. Dietrich Klinghardt*
www.tameol.de/Interessantes.html – *Tanja Michaela Meyer aus Oldenburg*
www.umweltmedizin.org – *Institut von Klaus-Dietrich Runow*
www.wilde-7.de – *Wildkräuter-Online-Versand*
www.wildkraeuterfruehstueck.de

Birgit Schlemmer, *Naturschmuck*, Berlin, www.schlemmer-schmuck.de

Mia Lange, *Naturschmuck*, München, mialange17@web.de

Neben meinen eigenen Erfahrungen hat mich die folgende Literatur inspiriert:

Albrecht, Uwe: *inner wise Heilapotheke: Werde Dein eigener Heiler*, Allegria Verlag, Berlin 2011

Batmanghelidj, Dr. Faridun: *Wasser, die gesunde Lösung*, VAK Verlag, Kirchzarten bei Freiburg 2003
Bieri, Peter: *Wie wollen wir leben?*, dtv Verlag, München 2013

Dänzer, A. W.: *Die unsichtbare Kraft in Lebensmitteln. BIO und NICHTBIO im Vergleich. Mit Einblick in gentechnisch veränderte Nahrungsmittel. Kristallisationsbilder aus der Forschung vom LifevisionLab von Soyana*, Verlag Bewusstes Dasein, Schlieren/Zürich 2014
Das kleine Baumbuch, Insel-Bücherei Nr. 1379, Berlin 2013

Das kleine Kräuterbuch, Insel-Bücherei Nr. 269, Berlin 2014
Dungl-Krist, Claudia, und Andrea Dungl-Zauner: *Die Wildkräuter-Apotheke*, Kneipp Verlag, Wien 2011

Geheimnisse und Heilkräfte der Pflanzen, Verlag Das Beste, Zürich, Stuttgart/Wien 1980

Enders, Giulia: *Darm mit Charme*, Ullstein Verlag, 2013

Fleischhauer, Steffen Guido, Jürgen Guthmann und Roland Spiegelberger: *Essbare Wildpflanzen*, AT Verlag, Baden und München 2009
Führer, Walter: *Naturheilkunde kurz und bündig*, Sanamin Verlag, Utzenstorf 2012

Göthert, Ronald: *Feinstoff Nahrungs Berater*, GME Verlag, Bad Zwesten 2010
Guth, Dr. med. Christian, und Burkhard Hickisch: *Grüne Smoothies. Die supergesunde Mini-Mahlzeit aus dem Mixer*, GU Verlag, München 2012
Guth, Dr. med. Christian, Burkhard Hickisch und Martina Dobrovicova: *Grüne Smoothies*, GU Verlag, München 2013
Gutzmann, Gerhard: *Das Große Lexikon der Heilsteine, Düfte und Kräuter*, Methusalem-Verlags-Gesellschaft mbH, Neu-Ulm 2014

Harrison, Steven: *Nichts Tun. Ein Leitfaden zur inneren Freiheit*, dtv Verlag, München 2003
Hickisch, Burkhard: *Was uns wirklich nährt. Grüne Smoothies sind erst der Anfang*, Arkana Verlag, München 2014
Hofmann, Helga: *GU Naturführer Wildkräuter & Beeren. Die wichtigsten Arten entdecken und bestimmen*, GU Verlag, München 2012

König, Heike: *Die wilde Kost*, Eigenverlag, www.die-wilde-kost.de, 2010
Kranz, Isabel: *Sprechende Blumen*, Reihe »Naturkunden«, Verlag Matthes & Seitz, Berlin 2014

Nossem, Andrea: *Grüne Smoothies. Genießerrezepte für jede Jahreszeit*, Goldmann Verlag, München 2014

Opitz, Christian: *Befreite Ernährung*, Hans-Nietsch-Verlag, Emmendingen 2010

Paume, Marie-Claude: *Grün, wild und schmackhaft*, Hans-Nietsch-Verlag, Emmendingen 2011

Passlack Michael: *Sauber & Rein von Innen*, Eigenverlag, Frankenthal, 2005

Rothkranz, Markus: *Schön & gesund*, Hans-Nietsch-Verlag, Emmendingen 2011

Triebing, Dr. med. Ilse, und W. Ingomar Schwelz: *Der Stein des Lebens*, Mohorjeva Hermagoras Verlag, Klagenfurt 2012

Staabs, Nicole: *Detox. Das Kochbuch*, GU Verlag, München 2014

Storl, Wolf-Dieter: *Die Seele der Pflanzen*, Frankh-Kosmos Verlag, Stuttgart 2009

REGISTER